KURT **TEPPERWEIN**

Aufbruch in ein neues Ernährungs-bewusstsein

Nebenbei schlank

4. Auflage 2025

Covergestaltung: Johanna Wack
Gestaltung, Satz und Herstellung: Martina Köhler
Lektorat: Hildegard Brendel
Druck: CPI books GmbH, Leck, Germany

ISBN 978-3-86470-121-4

Bibliografische Information der Deutschen Nationalbibliothek:
Die Deutsche Nationalbibliothek verzeichnet diese Publikation in der Deutschen Nationalbibliografie; detaillierte bibliografische Daten sind im Internet über <http://dnb.d-nb.de> abrufbar.

BÖRSEN MEDIEN
AKTIENGESELLSCHAFT

Postfach 1449 • 95305 Kulmbach
Tel: +49 9221 9051-0 • Fax: +49 9221 9051-4444
E-Mail: buecher@boersenmedien.de
www.books4success.de
http://www.facebook.com/books4success

Alle Angaben in diesem Buch wurden nach bestem Wissen erstellt und erfolgen ohne Verpflichtung oder Garantie. Der Autor übernimmt keine Verantwortung und Haftung für den Inhalt. Forschungen auf diesem Gebiet sind noch im Fluss. Die gegebenen Hinweise und Empfehlungen zur Selbsthilfe können den Arzt oder Heilpraktiker nicht ersetzen. Es empfiehlt sich deshalb immer, eine medizinische Diagnose einzuholen und sich therapeutisch begleiten zu lassen.

INHALTSVERZEICHNIS

I.
Vorwort

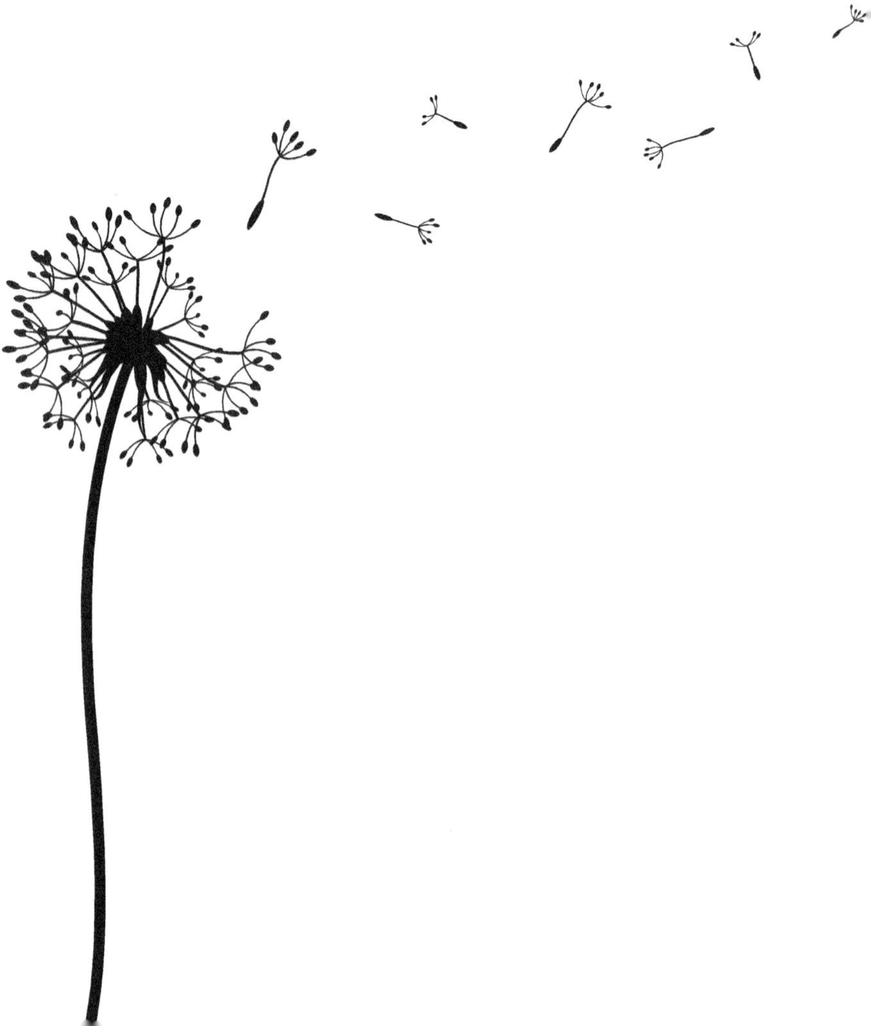

Dieser Buchtitel ist kein leeres Versprechen, er kann auch für Sie Wirklichkeit werden. Die ewigen Bemühungen schlank zu werden, zu bleiben und zu sein, kennen Sie das auch? Alles hat man probiert. Der berühmte Jojo-Effekt ist leider wahr und immer wieder stößt man an seine Grenzen. Mache ich etwas falsch? Warum klappt es bei den anderen? Kann ich mich nicht beherrschen oder ist mein Gewicht Veranlagung oder gar seelischer Ballast? Es heißt nicht umsonst: Schlank sein beginnt im Kopf! Und was ist über das Abnehmen noch nicht gesagt worden? Diäten und Ratschläge ohne Ende, denn fast jede Zeitschrift wartet mit Schlankheitstipps auf. Warum immer wieder dasselbe oder scheinbar Neues, wenn Abnehmen so leicht wäre?

Es mag tausend Gründe geben, warum man zu viel Gewicht mit sich herumträgt und nebenbei schadet Übergewicht ja auch noch der Gesundheit. Es steht also nicht nur dem Wohlgefühl im Wege. Es hat sehr viele unangenehme Begleiterscheinungen. Der Selbstwert leidet sowieso. Doch das alles wissen Sie ja bereits. Was können Sie tun?

Das folgende erprobte 5-Säulen-Prinzip ist eine Grundlage für Schlanksein, Vitalität und Schönheit, auf die Sie aufbauen können. Begriffe wie *Apfel und Vitamin C, Wasser und Übersäuerung, Verdauung und Darmpflege, Leinöl und gesättigte Fettsäuren sowie Spirulina und Grünes,* welche die Basis bilden, sind sicher keine neuen Begriffe für Sie. Das kennen Sie alles ja schon. Es ist die Kombination, die erstaunliche Ergebnisse erzielen lässt, die auch anhalten werden, wenn Sie Ihre Ernährung tatsächlich umstellen. Und das ist nicht einfach! Es sollte keine Überwindung und auch kein Zwang sein, es sollte von innen heraus bejaht werden. Ich bin kein Gesundheitsapostel und schreibe Ihnen nicht vor, was Sie essen und tun dürfen und was nicht. Aber meine Aussagen sind oft sehr direkt und klar. Denn es ist zweifellos notwendig, dass unsere Ernährung und Lebensweise zukünftig ethischer, nachhaltiger und „planetenbewusster" werden muss. Jeder fordert Veränderungen und klagt über die anderen. Veränderung beginnt aber bei jedem Einzelnen selbst. Angefangen damit, keine Lebensmittel wegzuwerfen, bewusster und regional einzukaufen oder einfach das Leitungswasser nicht sinnlos laufen zu lassen – jeder Einzelne hat für seinen Körper, sich und das Umfeld Verantwortung zu tragen.

Das Geheimnis des Erfolges des 5-Säulen-Prinzips werden Sie vor allem zwischen den Zeilen lesen. Ich sage Ihnen nicht, dass Sie keine Tiere und tierischen Produkte essen dürfen. Ich kann Ihnen jedoch aus eigener Erfahrung bestätigen, dass dies der vielleicht einzige wirkungsvolle Weg ist, sein Traum- und Wunschgewicht zu halten und gesünder zu sein oder zu werden. Natürlich ist das nur ein Aspekt, aber wir sprechen hier ja von Nahrung. Ein wacher Geist, eine zentrierte und bewusste Lebensweise sowie eine weite Sichtweise sind auch ein wesentlicher Teil, der Voraussetzung sein sollte. Und wer sich gar nicht oder nur wenig bewegt, der wird mit Konsequenzen rechnen müssen. Doch hier alles aufzuführen, würde den Rahmen sprengen. Deshalb richte ich mein Hauptaugenmerk auf das, was wir zu uns nehmen.

Die Anzahl der Vegetarier wächst erfreulich und die der Veganer (Nahrung ohne Produkte tierischer Herstellung) ebenfalls. Vegetarische und vegane Restaurants sind in Amerika absoluter Kult und Stars und Sternchen treffen sich beim Rohköstler ums Eck. Eine neue Ernährungs-Revolution hat bereits begonnen. Wir stecken mittendrin. Das ist aber keine verbissene Bewegung, sondern eine Umstellung. Keine Tiere zu essen, bedeutet vor allem, umweltfreundlich zu leben und Respekt vor dem Leben zu haben. Es ist also nicht nur zeitgemäß und gerade „in", sondern eine bewusste Lebensform, die sich immer mehr durchsetzen wird. Als Produkt des Umdenkens und einer liebevolleren Gesellschaft. Viele Veganer haben Mühe, ihr Gewicht zu halten und gehen schon ins Untergewicht. Finden Sie selbst heraus, was Ihnen guttut. Es gibt in keiner Hinsicht etwas Richtiges und auch nichts Falsches. Denn das, was Sie tun oder wofür Sie sich entscheiden, entspricht Ihnen in diesem Moment immer zu 100 Prozent, sonst würden Sie es ja nicht tun. Wenn Sie Ihrem Gefühl folgen, werden Sie genau spüren, was für Sie optimal ist. Viele Menschen folgen einem Trend, anstatt in sich hineinzuhorchen, was für sie in Frage kommt. Wir lassen uns zu sehr von Medien und Umfeld beeinflussen und steuern, anstatt einfach nur auf unsere Emotionen zu achten. Haben wir das verlernt?

Wenn Sie den Versuch wagen, etwas „Neues" auszuprobieren, dann stellen Sie immer langsam um und gewöhnen Sie den Körper an die Veränderung. Alles braucht seine Zeit und Sie sollten stets einen Schritt nach dem nächsten tun, anstatt gleich loszurennen. Das würden Sie nicht lange durchhalten! Aber das, was Sie tun, sollte Ihnen stets ein Bedürfnis sein und niemals ein Muss. Es soll nie als Einschränkung oder Entbehrung empfunden werden, denn dann machen Sie etwas grundlegend falsch. Es gibt viele gute vegetarische und vegane Ernährungsbücher. Ich möchte dieses überaus wichtige Thema aber bewusst nicht als Aufhänger nehmen und allzu sehr in den Vordergrund stellen. Warum? Weil es viele Menschen abschreckt, wenn sie sich vorstellen sollen, keine tierischen Produkte mehr zu essen. „Was esse ich dann noch? Was steht dann auf meinem Speiseplan?" Das ist eine der häufigsten Reaktionen, auch wenn das Essen vielerlei Ergänzungen erfährt und dadurch wesentlich abwechslungsreicher wird. All diese und nähere Informationen finden Interessierte in Fachbüchern.

Mir geht es in erster Linie darum, den Menschen auf Möglichkeiten hinzuweisen, sein Körperbewusstsein und Aussehen zukunftsorientiert, bewusst und nachhaltig zu gestalten. Es gibt viele Menschen, die an mich herantreten, weil sie Gewichts- und natürlich auch gesundheitliche Probleme haben. Wenn ich ihnen dann sage, dass sie einfach für drei bis vier Wochen auf tierische Produkte verzichten sollten, tun sich die meisten bereits bei der bloßen Vorstellung schwer. Der Kopf tut sich aber deutlich schwerer, als schlussendlich das Umsetzen ist. Stellen Sie sich einfach vor, es wäre die einzige Möglichkeit, um Ihren Wunsch zu erreichen. Dann dürften ein paar Wochen wohl keine so große Herausforderung darstellen. Nun gut, wer wirklich gesünder und schlanker werden und nicht nur darüber sprechen will, der wird wahrscheinlich irgendwann einmal diese Variante austesten. Und es geht ganz einfach, tut nicht weh und Ihr Körper wird es Ihnen auf allen Ebenen danken. Lassen Sie sich einfach überraschen! Es ist einen Versuch wert! Wenn Sie schließlich sehen, wie gut es Ihrem Körper und Ihrer Figur dabei geht, wie Sie aufblühen und wie wohl Sie sich plötzlich fühlen, ist die Umstellung kein Problem mehr. Sie bereitet Ihnen vielmehr Freude.

Ich verzichte weitgehend auf Rezepte und Schritt-für-Schritt-Anleitungen. Auch das würde den Rahmen sprengen.

Das Buch ist eine Grundlage, die zum Umdenken für ein neues Ernährungsbewusstsein dient, und somit ein Einstieg in ein bewusstes Dasein, voller Freude, Lebenskraft und Leichtigkeit. Eine schlanke Figur wird hier nicht primär

angestrebt, ist allerdings eine Auswirkung, die sich automatisch einstellt. Und genau das unterscheidet dieses Buch von anderen. Es geht nicht darum, mit großer Anstrengung auf etwas hinzuarbeiten, sondern es aus dem Grundsätzlichen heraus ganz natürlich entstehen zu lassen.

Ich möchte nicht den Eindruck erwecken, ich wüsste genau, was gut für Sie ist. Jeder Mensch ist individuell und es gibt kein „Rezept" für alle! Die Kunst ist es gerade, NICHT nach dogmatischen Richtlinien und Regeln zu leben. Wer in jedem Augenblick neu entscheidet und in sich spürt, was genau in diesem Moment richtig für ihn ist, befindet sich auf einem ganz guten Weg. Ihr Körper sagt Ihnen in jedem Moment, was er braucht und bevorzugt. Hören Sie hin, Ihr Gefühl vermittelt es Ihnen. Immer!

II.
Einleitung

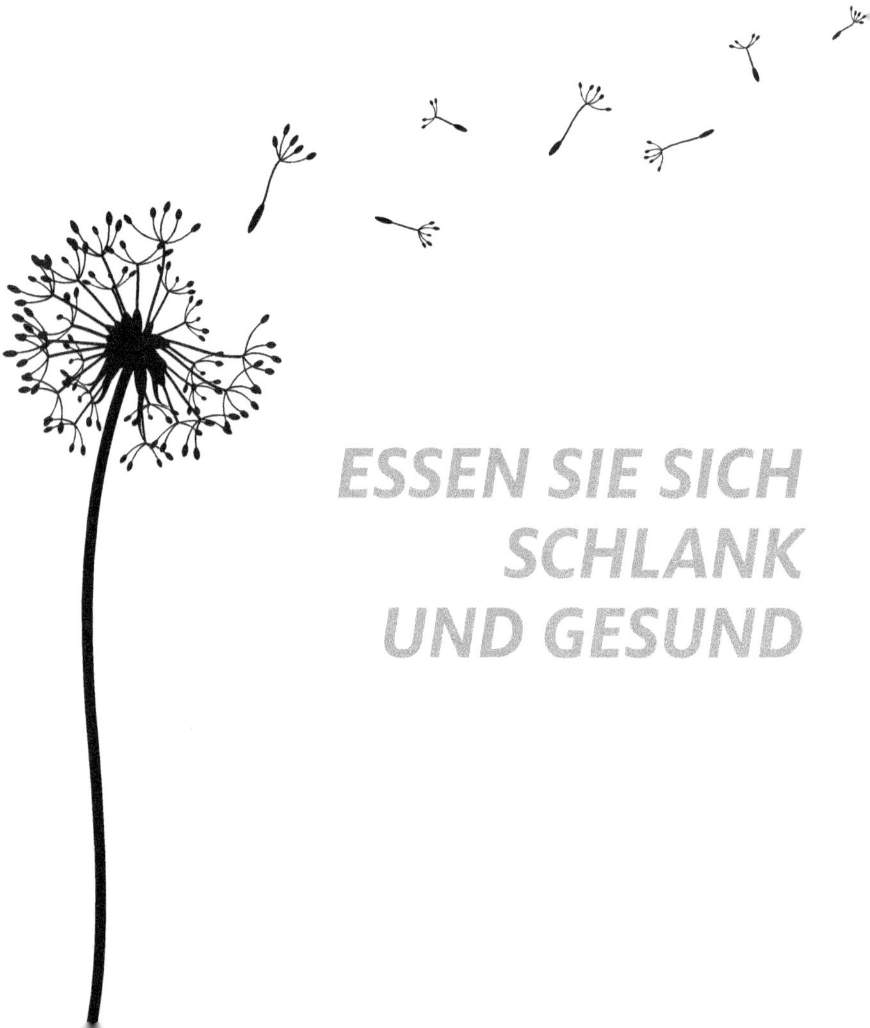

ESSEN SIE SICH SCHLANK UND GESUND

Zu viel Gewicht für zu wenig Mensch

Übergewicht muss nicht sein und doch gibt es Menschen, die ihren seelischen Ballast, der sich in Form von körperlichem Zuviel angesetzt hat, einfach noch nicht losgeworden sind. Dass Diäten keine dauerhafte Lösung und auch meist nicht gesund sind, ist dem, der unzählige Versuche bereits hinter sich hat, auch klar. Nur was tun, wenn der Speck einfach nicht weichen will? Die wunderbare Nachricht, die ich Ihnen hier geben kann, hat mit dem *5-Säulen-Prinzip* zu tun. Wer dies anwendet, wird unweigerlich an Gewicht verlieren, wie ich es auch aus unzähligen, besonders hartnäckigen Fällen nur bestätigen kann. Ziehen Sie auch ruhig mal die vegane Ernährung (ohne tierische Produkte) als Alternative in Betracht, denn wenn Sie ein paar Wochen als Veganer leben, werden überflüssige Pfunde purzeln. Veganer haben oft eher Mühe, ihr Gewicht zu halten, da das Weglassen von tierischem Fett und tierischen Produkten ein Zunehmen unmöglich macht.

Wusste Sie ... ?

... dass Sie, wenn Sie sich vegan ernähren, Übergewicht nie mehr ein Thema sein wird?

Dass Übergewicht – nach wenigen Tagen der Anwendung des 5-Säulen-Prinzips – wie Schnee dahinschmilzt und insbesondere die *Darmreinigung in Kombination mit Äpfeln* wahre Wunder bewirkt, scheinen viele Menschen nicht zu wissen. Das ist erstaunlich und mag kaum zu glauben sein. Doch wenn man sich in die Materie vertieft, ist es nichts weiter als ein logischer Effekt, der auf einem wiederentdeckten, natürlichen Verhalten basiert. Die zusätzliche Kombination aus dem gehaltvollen *Leinöl* mit 55

Prozent Linolensäure (Omega-3-Fettsäure) und dem entgiftungsunterstützenden Pflanzengold *Spirulina*, welches hochwertiges pflanzliches Eiweiß liefert, rundet das Gesamtbild ab. Dieses Konzept deckt alle Bereiche ab, die der Körper an unterstützenden Maßnahmen braucht. Richtig gutes und viel Wasser zu trinken, ist äußerst wichtig und sollte selbstverständlich werden.

Die Information ist so einfach, die Anwendung ebenfalls und der Erfolg grandios. Mit einer einfacheren und gesünderen Methode können Sie nicht rundum gesund und schlank in die Zukunft starten. Nutzen Sie also das *Wunder der Regeneration*, denn der Körper braucht so wenig, um wieder in Schwung zu kommen, fit und gesünder zu sein und sich vitaler zu fühlen.

SCHLANK SEIN IST KLUG

Viele Menschen behaupten nach wie vor, dass Schlanksein ein Modetrend ist, doch man kann es auch ein Zeichen von Intelligenz oder Vernunft nennen. In der Regel ist das Hungergefühl die Information, dass der Körper Nahrung braucht. Das Sättigungsgefühl zeigt an, dass er genug zu sich genommen hat. Normalerweise isst der Mensch aber mehr, als er braucht – nicht zuletzt, weil er sich beim Essen von zu vielen Dingen ablenken lässt. Sich dem Essen hinzugeben und es mit allen Sinnen zu genießen, hört sich zwar gut an. Der Mensch als schnell funktionierender Teil eines dynamischen Lebensablaufs ist zwar der Hektik müde, aber auch abgestumpft und oberflächlich geworden.

EIN ZYKLUS, DEM FÜLLE UND LEERE FREMD GEWORDEN SIND

Dass das Übergewicht in der Natur ein fester Bestandteil ist, ist eine erfreuliche Tatsache. Die Menschheit und Tierwelt wäre ohne dieses gigantische Phänomen schon lange ausgestorben. Es ist ein natürlicher Instinkt, dass Nahrung, die im Überfluss vorhanden ist, auch gegessen werden muss, um die Depots im Körper zu füllen. Die Erde steht seit ihrem Bestehen in Rotation zur Sonne und ist damit an wechselnde Jahreszeiten gebunden. Das heißt, dass die Natur einen Zyklus von Fülle und Leere, Mangel und Überfluss, Kälte und Hitze et cetera in sich trägt. Noch nie gab es ein Jahrhundert in unseren Breitengraden, in dem so viel Nahrung einer breiten Bevölkerungs-Schicht zu erschwinglichen Preisen zur Verfügung gestanden hat, wie es heute der Fall ist. Der natürliche Zyklus von Fülle und Leere wurde durch das Überangebot in Supermärkten unterbunden. Die Läden sind das ganze Jahr hindurch mit Nahrung überfüllt, welche in großen Mengen auf Müllhalden landet. Diese Unmengen an nicht benötigter Nahrung könnten sogar den Welthunger stoppen. So vielfältig und gut das Angebot auch sein mag, es ist erschreckend zugleich. Wenn man in einem großen Supermarkt steht, könnte man sich wirklich fragen: „Wer soll das alles essen?“ Dieses Überangebot ist nicht gerade förderlich, um den unbeliebten Jojo-Effekt nach Diäten zu umgehen. Der Jojo-Effekt ist ein Ablauf im Körper, der ein natürliches und überlebenswichtiges Phänomen darstellt. Ein Zuwenig an Nahrungsmittel lässt den Körper aufhorchen und reagieren. Ein Zuviel hingegen vergrößert und füllt die Fettzellen, damit für Notzeiten gesorgt ist. Da der Körper bei ausgewogener und gesunder Ernährung sein Idealgewicht ganz von selbst findet, sollten wir hinspüren, was, wie viel und wann wir essen. Essen wir zu wenig, lagert der Körper wieder ein. Der Jojo-Effekt ist also ein natürlicher Prozess, der stattfinden muss. Wenn die Größe und Kapazität der Organe und des Blutkreislaufes gleich bleiben, dann ist die übertriebene Einlagerung natürlich unnötig.

DAS MÄRCHEN VOM ÜBERGEWICHT

Isst der Körper zu viel, müssen die überfüllten Depots wieder abgebaut werden. Nur durch Nahrungsentzug stellt der Körper auf eine erhöhte Fettverbrennung um, bei der er auf seine „Lagerbestände" zurückgreifen wird.

Eines ist sicher: Ein übergewichtiger Mensch ohne Nahrung „fastet" NICHT. Er greift vielmehr auf seine künstlich angezüchteten Nahrungsdepots zurück.

Um ein Wohlfühlgewicht zu erreichen, ist jede Form der Darmreinigung eine wunderbare Unterstützung. Um schlank und fit zu werden und zu bleiben, ist es unumgänglich, so den Darm von Altlasten zu befreien. Die Weltgesundheits-Organisation (WHO) hat eine Formel (Body-Mass-Index – BMI) erstellt, die das Normalgewicht errechnet. Da Organe und Skelett ab dem 20. Lebensjahr so gut wie nicht mehr wachsen, vergrößern sich bei Übergewicht vor allem die Fettzellen. Verglichen mit einem Auto würde das bedeuten, dass die Karosserie zunimmt, wobei Motor und Fahrgestell gleich bleiben.

Oft behauptet man, dass Übergewicht eine Veränderung der Gene sei, doch die Vergangenheit lehrt uns etwas ganz anderes. Gene benötigen einen sehr langen Zeitraum von circa 10 bis 20 Generationen, um sich zu verändern. Nur circa 10 Prozent der Menschen hatten vor circa 100 Jahren Übergewicht. Vor circa 30 Jahren waren es bereits 25 Prozent der Menschen. In der heutigen Zeit sind es weit mehr als die Hälfte der Menschen, die übergewichtig sind. Davon ist gut die Hälfte massiv betroffen. Schauen wir auf die letzte Kriegszeit zurück, gab es in den Städten kaum Übergewichtige, höchstens auf dem Lande.

In Bilddokumentationen ist das gut einsehbar. Die gute Nachricht: Es braucht keinen Krieg, um umzudenken, sondern einfach eine Rückbesinnung.

LUST AUF MEHR

Warum heißt die Nahrung eigentlich Lebensmittel? Weil wir lebendige und „lichtvolle" Nahrung zu uns nehmen sollten. Bei Rohkost und vollwertiger Ernährung isst man nie zu viel, auch nimmt man nicht zu. Warum? Weil Ballaststoffe und Fruchtsäuren für ein Sättigungsgefühl sorgen. Ernährung mit denaturierten Kohlehydraten gibt dem Körper kaum ein Signal der Sättigung. Man isst und isst und hat das Gefühl, nie richtig satt zu sein. Und ist man es doch, wird man müde und faul. Ein Zeichen dafür, dass der Körper nur Schrott zu sich genommen hat, der ihn träge und auf Dauer auch krank machen wird.

Leblose Nahrung erweckt die Lust auf weitere Nahrungsaufnahme und so schiebt man sich Unmengen an Nahrung in den Körper. Diese ungesunden und informationsarmen „Leckerbissen" besitzen so gut wie keine, wenige oder nur irreführende Informationen, die den Körper belasten. Solch unzweckmäßige Ernährung bringt das gesamte Körpersystem durcheinander, gefährdet die Gesundheit und macht uns unansehnlich und dick.

Das Überangebot an Lebensmitteln, das uns ständig schmackhaft gemacht wird und uns durch die Werbung manipuliert und zum Kauf animiert, trägt das Seinige dazu bei. Doch auch seelische Belastungen, Ängste, Kummer und Sorgen sind wesentliche Faktoren, die die Esslust fördern. Nicht zu vergessen: das Essen aus Langeweile, das auch oft nur als Ersatzbefriedigung dient. Das, was „fehlt", wird mit Essen kompensiert.

Zu viel aufgenommene Nahrung kann der Körper nicht einfach wieder ausscheiden, denn die Nahrung wird schonungslos ausgewertet und Überschüsse wandern zu den Fettdepots. Das wäre an sich normal, schließlich ist das Fettgewebe als Energiespeicher notwendig. Übergewicht sollte nicht auf die leichte Schulter genommen werden, denn eine ununterbrochene Mehrbelastung kann für den Körper und seine Organe (insbesondere Herz und Gelenke), ein böses Erwachen geben. Nicht erst bei Stoffwechselproblemen, Atemnot und zu hohem Blutdruck sollte man seine Essgewohnheiten infrage stellen. Am besten, man tut es schon jetzt. Mehr als ein Drittel der Bevölkerung sterben an den Folgen einer Herz- oder Gefäßerkrankung. Wieso das Umstellen so schwer fällt? Weil wir den Bedürfnissen unseres Körpers zu wenig Aufmerksamkeit schenken und ihn sehr gerne vernachlässigen.

Wussten Sie ...?

... dass Lichtnahrung nicht unbedingt NICHTS zu essen bedeutet, sondern lichtvolle Nahrung, wie frisches saisonales Obst, Gemüse, Sprossen, Keimlinge et cetera, zu sich zu nehmen? Je mehr erhellende und positive Energie Sie Ihrem Körper zuführen, umso gesünder, beweglicher und schlanker werden Sie sein.

ESSEN, UM ZU LEBEN, ODER LEBEN, UM ZU ESSEN?

Viele Menschen essen, um ihren Organismus am Leben zu erhalten. Das Essen ist aber eher Genussmittel geworden und viele Menschen sind nach wie vor nicht am Nährwert interessiert. Vegetarier werden als esoterische Spinner abgetan und Veganer sind sowieso nicht normal. Menschen, die sich wieder auf natürliche und „artgerechte“ Ernährung rückbesinnen, gelten als Außenseiter und werden als solche abgestempelt. Der Mensch scheint es gewohnt zu sein, in der Masse „mitzuschwimmen" und im Falle der Ernährung sein eigenes Hirn nicht mehr zu benutzen, sondern die anderen denken zu lassen. Es wird schon richtig sein! Obwohl bereits ein massives Umdenken stattgefunden hat, sind gesunde Esser immer noch in der Minderheit. Vielleicht glaubt ein „Allesfresser" auch, dass sich dieser Mensch ein anderes Essen nicht leisten kann. Dass ein Apfel aber wesentlich besser schmeckt und auch gesünder ist als ein Schweinebraten mit Knödel, wenn auch vielleicht nicht ganz so gesellschaftsfähig, müssen verdorbene und abgestorbene Geschmacksnerven erst wieder herausfinden.

DIÄTEN MACHEN NICHT SCHLANK, SIE FRUSTRIEREN

Vielleicht ist es eine Art Beschäftigungstherapie, die manche Menschen recht angenehm finden. Essen Sie für ein paar Wochen keine tierischen Produkte und Sie werden sehen, wie die Pfunde purzeln. Vegane Ernährung ist besser, gesünder und effektiver als jede Diät. Wer keine tierischen Produkte zu sich nimmt, kann nicht unter Übergewicht leiden. Es ist eher so, dass man bei ganz normaler und ausgewogener Ernährung, die auch rundum satt macht, trotzdem an Kilos verliert.

DER MENSCH IST EIN BEWEGUNGSAPPARAT, KEIN SITZMECHANISMUS

Körperliche Bewegung ist äußerst wichtig, um den Körper in Schwung und gesund zu halten. Das ist bekannt. Das muss ich nicht groß betonen. Frische Luft ist ein Lebenselixier, und ein Spaziergang im Wald kann durch nichts anderes ersetzt werden. Die Lymphe benötigt Impulse von außen, da die Fortbewegung der Lymphe von der Pulsation beim Öffnen und Schließen feiner Einwegklappen abhängt. Auch speziell der Dünndarm ist dringlich auf Bewegung angewiesen. Wegen des heutigen Bewegungsmangels der Menschen muss das Körper-system mit massiven Störungen rechnen, wenn es nicht ausreichend bewegt wird. Der Mensch arbeitet körperlich nicht so wie früher einmal und nicht nur Darmträgheit, sondern Folgeerkrankungen sind das Ergebnis.

GEISTIGE BEWEGUNG

Ein offenes, ganzheitliches und bewusstes Handeln und Sein ist die Grundlage des 5-Säulen-Prinzips. Nur wer mit sich im Reinen ist und weit über seinen Horizont hinausdenkt, wird es auch umsetzen können. Der Geist ist das All-Umschließende, das Übergeordnete, die gigantische eine Kraft, die alles steuert und lenkt. Gedanken, Gefühle und Überzeugungen sind nicht einfach so da, es sind Kräfte, die grundlegende Veränderungen im Bewusstsein, in den Genen und im gesamten Hier-Sein bewirken. Das Außen und unsere Lebensumstände sind die Reflexion unseres Handelns, Denkens und Fühlens. Nur wenn dieser Aspekt gelebt wird, wird sich der Kreis in Kombination mit dem 5-Säulen-Prinzip schließen können.

III.

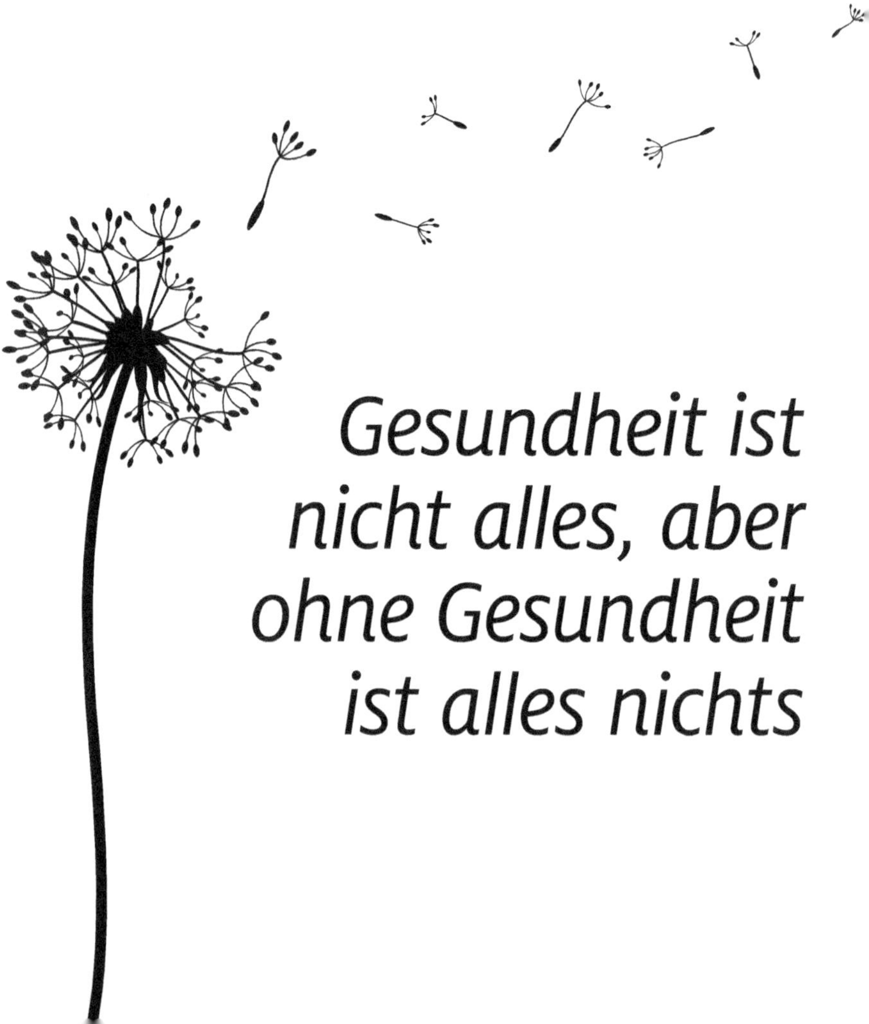

Gesundheit ist
nicht alles, aber
ohne Gesundheit
ist alles nichts

Wir alle können bis ins hohe Alter vital, kreativ, leistungsfähig, schlank und aktiv sein, wenn wir uns nur genug Zeit dafür nehmen. Wenn wir uns dem Wesentlichen widmen, dann wird das Leben intensiver, harmonischer und ausgeglichener. Das Wesentliche ist unser Wohlbefinden, *ein Sich-wohl-Fühlen,* was bedeutet: mit sich und dem Leben, dem Umfeld und allem, was uns widerfährt, im Einklang zu sein. Dieses umfasst aber nicht nur den Bereich Körper, sondern alle Bereiche unseres Hier-Seins, natürlich auch den geistigen Aspekt. Wir sind kein Körper, der eine Seele besitzt, sondern eine Seele, die einen Körper nutzt, um auf Erden zu wandeln. In diesem vorübergehenden Dasein haben wir die Möglichkeit, uns selbst zu erfahren und unseren eigentlichen Kern zu entdecken. Der Körper als Wohnstätte der Seele braucht Pflege und Fürsorge, damit er uns für lange Zeit ein Zuhause bieten kann. Zufriedenheit, Harmonie und Einklang sind schöne Worte, doch diese Empfindungen fallen uns nicht einfach so zu. Ein gewisses Körperbewusstsein und verantwortungsvolles Dasein sind Voraussetzung dafür. Wir alle sprechen davon, doch setzen wir es auch um? Leben wir es? Wissen wir überhaupt, wie wir dem Leben begegnen sollen?

MIT DER SCHÖPFUNG IN HARMONIE

Gehen wir mit der Schöpfung in Harmonie, kann das Leben wunderbar sein. Gesund zu sein heißt *in-sich-angekommen-zu-sein* und bedeutet nicht nur, schmerzfrei und ohne körperliche Wehwehchen zu leben. Gesundheit ist ein automatisches Ergebnis innerer Harmonie und schließt Begeisterung, Lebensfreude, Fröhlichkeit, Glückseligkeit, Ausgeglichenheit, Belastbarkeit und Herzlichkeit mit ein. Es ist der Weg des inneren Friedens, ein Leben voller Wärme, Hingabe und Zuversicht.

Das Leben ist wahrlich eine Kunst, nur wer lehrt uns diese? Für alles im Leben gibt es Anleitungen und Gebrauchsanweisungen, doch wie steht es um das Leben? Das größte Wunderwerk des Planeten Erde, genannt Mensch, hat sich viel Wissen angeeignet, doch was ist hilfreich, was kann ich wirklich tun und vor allem „tue ich es"?

Es ist an der Zeit, dieses Wissen umzusetzen und verstärkt in sich hineinzuhorchen, denn Mutter Erde hat mit ihrer Natur alle Rezepturen auf Lager. Sie ist so ausgestattet, dass es uns an nichts fehlen würde, würden wir uns nur wieder an diese „Gebrauchsanweisungen" und „Rezepte" zurückerinnern. Die Erinnerung aber reicht nicht aus, wir sollten die Rezepturen auch anwenden und uns der uneingeschränkten Intelligenz der Natur bedienen, um Gesundheit als einen ganz natürlichen und selbstverständlichen Zustand zu verstehen.

ERNÄHRUNG, DIE DEM KÖRPER SCHADET

Das, was uns unserer Gesundheit entrückt, ist unsere Unnatürlichkeit, unsere körperliche und geistige Unbeweglichkeit und unsere unnatürliche und informationsarme Nahrung. Wie soll uns diese sogenannte „tote" Nahrung guttun, geschweige denn gesund erhalten? Es ist eine Frage des Bewusstseins, wann wir damit beginnen, auf allen Ebenen unseres Seins umzudenken, um uns wieder nach unserer Ursprünglichkeit hin auszurichten. Es wird sich dann einstellen, wenn der Mensch bereit dazu ist und auch innerlich „Ja" dazu sagt.

Ein Mensch, der voller Energie und Tatendrang ist, schmerzfrei und ohne körperliche Einschränkungen lebt, geistig bis ins hohe Alter aktiv ist und das Leben in vollen Zügen genießen kann, ist kein Wunschbild. Es ist ein natürlicher Aspekt des Lebens, den wir schlichtweg vergessen haben. Wir haben verlernt, in uns hineinzuspüren und haben uns angeeignet, das Wissen im Außen zusammenzutragen, anstatt auf unser inneres Urwissen zurückzugreifen. Dieses Urwissen können wir Instinkt oder Intuition nennen. Es ist eine Mischung aus Mensch-Sein, Erdverbundenheit, Authentizität und Natürlichkeit. Wie wir vom Leben gedacht sind, ist eigentlich so perfekt und ideal, dass wir uns das gar nicht vorstellen können. Weil wir ständig an etwas anderes denken, zweifeln oder hinterfragen, fehlt es uns hier an intuitiver Feinfühligkeit, am Vertrauen in das Leben und in uns selbst als kosmisches Energiefeld. Freude am Augenblick und die Wertigkeit des Alltags sind verloren gegangen. Das ewige Abschweifen, Haben-Wollen, Tun-Müssen und In-Bewegung-Sein haben uns die Schönheit des Daseins vergessen lassen. Vertrauen wir auf unsere innere Führung und beginnen wir damit, bewusster zu leben. Das bedeutet, sich bewusster zu ernähren und überhaupt bewusster zu sein. So werden wir entdecken, dass wir alles, was wir für ein gesundes und erfülltes Leben brauchen, bereits in uns tragen.

DER KÖRPER ALS INSTRUMENT

Wir hegen und pflegen unser Haus oder unsere Wohnung, und wenn etwas zu richten ist, dann kümmern wir uns darum, um unsere Wohnstätte in Schuss zu halten. Unser Auto bringen wir regelmäßig zum Service und wenn etwas nicht mehr funktioniert oder kaputt gegangen ist, dann geben wir es in Reparatur. Wir kümmern uns um sehr viele Dinge, doch wann beginnen wir damit, uns wirklich um das wichtigste Instrument unseres Lebens, unseren Körper, zu kümmern?

Auch der Körper ist unglaublich „reparaturfähig", und wenn wir uns die Zeit dazu nehmen, wieder etwas mehr für ihn zu tun, dann werden wir schon bald in neuem Glanz erstrahlen. Es ist wie eine Generalüberholung, ein Service, dem wir uns unterziehen, um wieder einwandfrei funktionieren zu können.

Dieses Buch spricht die unterschiedlichsten Bereiche an, um den Körper zu unterstützen, ihn auf Vordermann zu bringen, ihn gesund zu erhalten, ihn zu reinigen, ihn von Übergewicht zu befreien oder ihm einfach nur Gutes zu tun. Wie es aber beim Haus die Heizung und beim Auto der Motor mit Ölwechsel ist, so ist es beim Körper neben dem Herz als Antriebsorgan der Darm, der eine wichtige Funktion einnimmt, um den Körper gesund zu erhalten. Ein regelmäßiger „Ölwechsel" ersetzt die zähe, alte und verbrauchte Flüssigkeit sowie alle giftigen Ablagerungen im Darm, wie Bakterien, Viren oder Parasiten, die an dieser Stelle nur ein allzu leichtes Spiel haben, um Entzündungsherde zu nähren. Die äußere Pflege des Körpers reicht nicht aus, auch der Darm benötigt immer wieder eine Reinigung. Ohne Unterstützung kann er sich nicht von Schlacken befreien. Es heißt nicht umsonst: Der Tod sitzt im Darm. Warum? Weil die meiste Nahrung, die wir zu uns nehmen (wie zum Beispiel Fleisch), im Darm verfault. Bei fleischfressenden Tieren wird die Nahrung sehr schnell wieder ausgeschieden, aber in unserem Darm gärt diese absolut unnatürliche Nahrung vor sich hin.

Es heißt nicht umsonst, dass der Mensch einen sogenannten „Pflanzenfresser-Darm" hat, denn der lange Darm befördert die Nahrung über einen sehr langen Weg, bis sie wieder ausgeschieden wird. Giftige Gase können weder für den Körper noch für die Gesundheit gut sein. Es sind aber noch viele andere Lebensmittel wie Zucker, Kochsalz, Süßstoffe, Zusatzstoffe, Bindemittel, Geliermittel, Weichmacher, Haltbarkeitsmittel, um nur einige zu nennen, mit denen unser Körper so gut wie nichts anfangen kann. Diese künstlichen Informationen sind ihm fremd, fügen auch nachweislichen Schaden zu und können sogar giftig sein. Alle unnatürlichen Substanzen werden vom Körper zwischengelagert, weil er sie nicht abbauen oder verdauen kann. Das heißt, dass sich Ablagerungen bilden, die zeitbedingt zu Arthritis, Arthrose, Rheuma, Gelenksschmerzen, stark eingeschränkter Beweglichkeit, Kraftlosigkeit, Mattigkeit oder Müdigkeit führen. Alle diese Symptome sind also keine Alterserscheinungen, sondern basieren auf unsachgemäßer Ernährung, sowie „Fehlwartung" des Körpers und „Missachtung" der natürlichen Körperbedürfnisse.

LEBENSMITTEL ALS INFORMATIONSTRÄGER

Früchte, Keimlinge, Sprossen, Samen, Nüsse und Gemüse sind zur Genüge vorhanden. Vitaminzufuhr ist sinnvoll, doch warum haben wir noch nie davon gehört, dass die Kuh, die nichts außer Gras zu sich nimmt, unter Vitaminmangel leidet? Die Natur würde uns mit allem versorgen, wenn wir uns ausschließlich von ihr ernähren würden. Das ist in der heutigen Zeit für viele Menschen unvorstellbar, ungewohnt und aus Zeitgründen nicht zu hundert Prozent umsetzbar (auch wenn das oft nur als Ausrede verwendet wird). Dieses Buch beinhaltet verschiedene wertvolle Tipps und Anregungen, die Sie sich zu Herzen nehmen können, um dem Körper Gutes zu tun. Und ehrlich gesagt, es braucht wenig Zeit und Aufwand, um naturbelassene Lebensmittel zu sich zu nehmen. Aber schmeckt das denn?

Unser Gaumen ist verwöhnt und gewisse Süchte spielen hier auch eine Rolle. Es ist schon eine Umstellung, seine Mahlzeiten natürlich und gesund zu gestalten. Doch wenn man erst einmal auf den Geschmack gekommen ist, wird man schon bald merken, dass das Essen wesentlich abwechslungsreicher als zuvor ausfallen wird! Die Frage „Was, du bist Vegetarier? Was isst du denn dann noch Vernünftiges?“ kann dann getrost überhört werden.

Eine wirklich gesunde und ausgeglichene Ernährung offenbart die Einstellung zum Leben. Sie ist eine Sache des Bewusstseins und zeugt von Respekt vor dem Leben und Mutter Natur.

Die heutige Nahrung dient meist nur noch zur Sättigung. Von Genuss und dem Bezug zum Lebensmittel selbst kann hier nicht die Rede sein. Wen interessiert schon Geruch und Herkunft, wenn es wieder mal schnell gehen muss? Einen Gang zurückzuschalten und ab und zu mal innezuhalten lohnt sich allemal. Ihre Gesundheit und Ihr Allgemeinzustand werden es Ihnen danken. Es sollte kein Verzicht sein, wobei man sich zu etwas zwingen muss. Vielmehr sollte man den Zeitpunkt abwarten, bis es dem Körper ein Bedürfnis ist, sich Gutes zu tun. Man beginne also immer mit kleinen Schritten und entscheide immer individuell, wozu man bereit ist. Bereits in der Bibel wurde die Botschaft verkündet: *„Von den Früchten der Felder sollt ihr euch ernähren“*. Warum ignorieren wir das?

ENZYME, VITAMINE & CO

Enzyme, Vitamine (vita = Leben) und sekundäre Pflanzenwirkstoffe von rohen Naturprodukten lenken die chemischen Vorgänge der einzelnen Organe. Dies geschieht in Mensch, Tier und Pflanze genau so, als ob sie denken könnten. Dieses Lebensgeheimnis scheint der Mensch zu ignorieren. Täglich vollzieht unser Körper hunderte Millionen verschiedene chemische Prozesse.

Je mehr frische Rohkost an Enzymen, Vitaminen und sekundären Pflanzenwirkstoffen unsere Nahrung enthält, desto mehr neues Leben fließt dem Körper zu und umso mehr neue Zellen kann er bilden. Unsere Lebensqualität ist proportional von unserem Enzym-, Vitamin- und Vitalstoffdepot abhängig. Naturbelassene Nahrung ist ein Lebensgesetz. Eine Frucht reift, Gemüse keimt, das sind Zeichen von Leben, Energie, Information und dem Vorhandensein von Enzymen. Ein Apfel hat in seinem Kerngehäuse bereits die Information vom Apfelbaum abgespeichert. Die Intelligenz der Natur ist ein Wunder, denn wie kann der Kern wissen, dass er ein Apfelbaum werden soll? Der Baum wächst einfach und gibt sich seinem „Auftrag" hin. In ihm lebt ein natürliches Programm, das wie ein Selbstläufer funktioniert.

Werden wertvolle Nahrungsmittel gekocht, zerstört man gehaltvolle Enzyme, die des Körpers Jungbrunnen sind. Um Vitalität, Schönheit und Gesundheit zu fördern, zu erhalten oder wieder zu erlangen, ist es unerlässlich, die farbenprächtigen und wunderbaren Naturprodukte so oft wie möglich in roher Form zu genießen. In seiner ursprünglichsten Form bedeutet unbehandelt – so frisch und naturbelassen wie möglich. *„Die Nahrung soll euer Heilmittel sein und das Heilmittel eure Nahrung"* (Hippokrates).

LEBEN IST ENERGIE

Leben besteht aus einem ständigen Informationsaustausch (lat. *informa* „Gestalt"). Der Amerikaner Dr. Gabriel Cousens nannte diese feinstofflichen Energiefelder SOEF (subtiles organisierendes Energiefeld). Information (Energie) ist bestrebt, sich nach einem genau festgelegten Bauplan zu manifestieren (einer unergründlichen höheren Ordnung zu folgen). Diese wissenschaftliche und revolutionäre Entdeckung zeigt uns, dass jede Form von Materie übergeordneten energetischen Wechsel-Wirkungskräften unterliegt. Wir sind ein gigantisches Wunderwerk und benötigen viel lebendige Nahrung, die ein subtiles organisierendes Energiefeld (SOEF) aufzuweisen hat. Das sind Enzyme, Hormone, Vitamine und Aktivwirkstoffe, die von Mutter Natur abstammen und in frischer Form vorhanden sind.

Gesundheit und Schönheit sind Wirkungen von Ursachen, die gezielt steuerbar und beeinflussbar sind. Wenn Sie einen Samen in faule Erde betten, wird er verkümmern. Wenn er aber frisch und lebendig aufgezogen wird, wird er prächtig gedeihen. Beim Menschen ist es nicht anders. Eigenschaften wie liebevoll, glücklich, friedlich und freundlich zu sein oder fürsorglich, vital, fröhlich und humorvoll zu sein, sind vom Leben gegeben. Wer sie nicht hat, hat sie vergessen. Sie werden überlagert und überdeckt, doch wirklich weg waren sie nie. Nur durch Unnatürlichkeit, Unwissenheit und Verfälschungen konnte dies geschehen. Wer den Naturinstinkt nicht mehr wahrnehmen kann, sollte ihn wieder für sich entdecken und das ist jederzeit im vollen Umfang möglich.

IV.
Der Körper

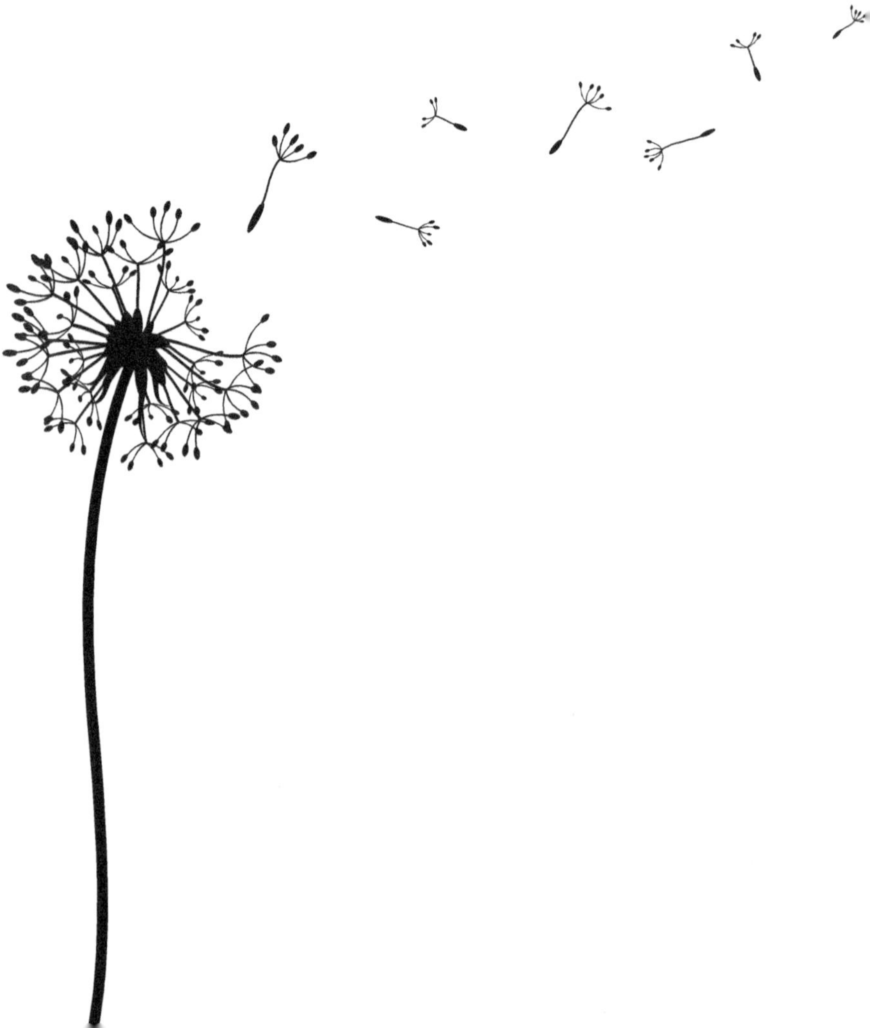

Das Wunder der Gene

GENE ALS LEBENSREGULATOREN

So wie die Anordnung von Buchstaben unterschiedliche Wörter ergeben, ergibt auch die spezifische Anordnung der Gene verschiedenartigste Informationen. Für die Regulierung aller Lebensvorgänge sind Informationen erforderlich, die innerhalb des Körpers ausgetauscht werden. Die Gene sind die Träger dieser Informationen und besitzen damit eine fundamentale Bedeutung für unser Leben. Wenn in den Genen eine Veränderung stattfindet, verändern sich auch Lebensvorgänge, da diese von den Genen gesteuert werden. Die Wissenschaft hat bereits nachgewiesen, dass Nahrung die Lebensumstände verändert. Dass Gedanken und Gefühle die Gene verändern, ist nichts Neues. Doch dass Lebensmittel dazu in der Lage sind, das scheint noch nicht ganz zu uns vorgedrungen zu sein, wenn wir die Essgewohnheiten der Menschen beobachten. Zellerneuerung, also *RE-GENE-RATION,* kann vielschichtig unterstützt werden. Haben Sie das schon einmal bedacht?

GENE BRAUCHEN LICHT

Die DNA (das Erbmaterial) ist bei allen Lebewesen gleich. Sie unterscheidet sich bei Menschen, Tieren und Pflanzen nicht. Da alle Gene eine bestimmte Funktion haben, enthalten sie sozusagen eine Art von Bauanleitungen. Diese sind für die Produktion von Eiweißen, die den Stoffwechselprozess steuern, verantwortlich und steuern unendlich viele Körperfunktionen. Auch das Gefühlsleben ist darin involviert. Es ist schon lange wissenschaftlich belegt, dass Keimlinge, Samen, Nüsse, Sprossen, sonnengereifte Früchte und frisches Gemüse eine aktive „Lichtnahrung“

darstellen. All diese „lebendigen" Nahrungsmittel sind an den immensen Steuerungen des Lebensprozesses maßgeblich beteiligt. Um unter anderem gesunde Zellen produzieren zu können, sind die Gene auf solche lebendigen Baustoffe der Natur angewiesen. Warum? Nur lebende Makromoleküle (Vitalstoffe/Botenstoffe) sind in der Lage, diese hoch wichtigen Steuerungen (Biophotonen-Resonanz) durchzuführen. Die Milliarden an Informationen und Funktionen des Organismus sind unfassbar und doch finden sie in jeder Sekunde in allen Zellen bzw. Genen statt. Wir nehmen diesen Ablauf gar nicht wahr und sehen ihn als selbstverständlich an. Auch wenn vieles automatisch und unbemerkt abläuft, so sollten wir den Körper doch unterstützen. Nicht nur durch optimale Ernährung, auch durch ein bewusstes Dasein, welches Gedanken, Gefühle und Taten beinhaltet. Tragen Sie Sorge für Ihre menschliche Wohnstätte, die Ihnen im Moment erlaubt, das zu erleben, was Sie Ihr Leben nennen.

Gesundheit und Schönheit – die Harmonie Ihrer bioenergetischen Ausstrahlung

Die Menschen haben im Laufe der Zeit Naturphänomene beobachtet und wissenschaftlich erforscht. Doch hier gibt es Grenzen, über die wir nicht hinausgelangen können. Der Verstand kann sich nur in der dualen Welt bewegen, weil er dazu als Instrument bestimmt ist. Alles Erforschte, das mit dem Verstandes-Bewusstseinsvermögen erfasst werden kann, bleibt also immer im Raum-Zeit-Kontinuum stecken. Der Verstand ist nicht in der

Lage, den Geist zu erforschen, der alles steuert und lenkt. Natürlich ist unser Verstand kein ausreichendes Instrument, um etwas Überdimensionales wie ein Universum oder gar die universelle Kraft selbst zu erforschen. Wir können uns der universellen Intelligenz nur über die emotionale Ebene annähern, wobei der begrenzte Verstand als Werkzeug des Menschen fungiert und nur dazu gedacht ist, wozu er seine Verwendung findet. Sie können mit einem Thermometer auch nicht die Geschwindigkeit eines Autos messen, da es hierfür ein anderes Instrument erfordert.

SO FORMT SICH IHR LEBEN

Die Grundschwingung ist das Ergebnis Ihres Bewusstseins. Ihre Kern- oder Ihre Grundschwingung im polaren Feld der Dualität (Materie) ist die Summe Ihrer Stimmungen, Emotionen, Gedanken, Wünsche, Widerstände und momentaner Glaubenssätze. Wenn Sie alle Plus und Minus Ihrer inneren Einstellung gegeneinander aufrechnen, dann erhalten Sie die Summe Ihrer gegenwärtigen Schwingungsenergie und das ist das Ergebnis Ihres Soseins. Dieses Ergebnis formt das Leben, die Umstände, die Geschehnisse und Situationen und natürlich auch Ihre körperliche Verfassung und Ihr Aussehen.

Wenn Sie also in der Summe dessen vibrieren und strahlen, was Sie gerade bewusst und unbewusst fühlen, denken oder glauben, dann können Sie jetzt den Entschluss treffen, bewusster zu leben. Wenn Sie aber nur den Entschluss treffen, schlank, gesund und fit zu sein, dann versuchen Sie, das Pferd verkehrt aufzusatteln. Entschließen Sie sich für eine bewusstere Lebensform auf allen Ebenen, und das wird sich sofort auf Ihre Gesundheit, Ihr Gewicht und Ihr Wohlbefinden auswirken. *Der Entschluss lautet: Bewusst leben – Wissen erfahren – wohlfühlen.*

ALLES IST EINS

Energie ist immer und ewig unveränderlich gleich. Energie hat keinen Anfang und kein Ende, denn sie ist die kosmische, unerforschbare, all-liebende und all-umfassende Gottheit selbst. Alles Sichtbare und Unsichtbare der vielschichtigen Schöpfung, das wir bewusst oder unbewusst wahrnehmen, ist von dieser kosmischen Energie erschaffen und durchdrungen. Es ist in allem, wirkt in allem und doch hat es die Erde niemals berührt. Jeder Mensch, jedes Tier, jede Pflanze und jeder Stein, die Sonne, der Mond, der Wind und das Wasser besitzen ihre eigene Schwingung. Dieses ganz spezifische Wirkfeld einer göttlichen Ausdrucksform existiert nur über unsere Sinne als Getrenntes, da alles einem vollständigen und vollkommenen Ganzen entspringt. Die einzige Existenz, die es gibt, ist die universelle Kraft Gottes, alles andere ist nur eine seiner vielfältigen Darstellungsformen. Die Vielheit als Einheit zu erleben und sich darin als Essenz wiederzuerkennen, ist das Ziel ohne Weg.

ALLES SCHWINGT, ALLES STRAHLT

Schwingung als einzige Existenz. Die Erde schwingt. Gedanken und Gefühle sind Schwingungen, die sich harmonisch oder disharmonisch darstellen können. Auch Farben, Nahrung und Klänge sind nur Schwingungen unterschiedlicher Frequenzen. Unser Körper ist ein manifestierter Träger von Energie. Bevor Materie entstehen kann, ist die Energie natürlich vorhanden. Es gibt nichts außer Energie. Alles für uns Wahrnehmbare ist die energetisch verfestigte oder unverfestigte Form. Wenn feinstoffliche (unsichtbare) Energie zu grobstofflicher (sichtbarer) Energie übergeht, dann hat die universelle Kraft ein neues „Zuhause“ gefunden, um sich selbst zu erfahren.

Dieses elementare Wissen, das mit dem Verstand nicht zu erfassen ist, ist eben diese bioenergetische Einhüllung aller Materie (SOEF). Sie ist für das menschliche Auge unter normalen Umständen nicht sichtbar. Es gibt zwischenzeitig verschiedene technische Verfahren, die dieses „subtile organisierende Energiefeld“ sichtbar machen können. Die Ausstrahlung eines Menschen kommt von innen. Durch technische Verfahren brilliert dieser Mensch in einer wundersamen Farbenpracht. Lebewesen, die krank, unglücklich oder im Denken destruktiv sind, verlieren ihre Brillanz und werden „leblos“ und dunkel. Schon bevor wir krank werden und Symptome aufweisen können, ist das über die Abstrahlung (SOEF) einsehbar. Auf der ganzen Welt wird diese wunderbare Möglichkeit als Grundlage für Gesundheitsvorsorge oder Heilungsverfahren bereits angewandt. Besonders Naturvölker haben eine andere Einstellung zum Leben, als wir sie haben.

Für naturverbundene und bewusste Menschen ist das Fortbestehen dieser einen Kraft, die wir tatsächlich sind, selbstverständlich. Sie gehen davon aus, dass der Mensch als solches nur eine vorübergehende Erscheinung und sein wahres Wesen die Seele ist. Der Mensch hat zwar einen Körper, aber er ist nicht der Körper. Das Menschsein ist ein notwendiges Werkzeug, um sich als das wahre Wesen erkennen zu können. Nicht mehr und nicht weniger. *(Mehr Informationen über das Subtile Organisierende Energie-Feld finden Sie in folgenden Büchern: „Ernährung für Mensch und Erde“, von Christian Opitz – „Gesund werden durch Abbau von Eiweißüberschüssen“, von Professor Wendt).*

EINE OPTIMALE AUSSTRAHLUNG

Unser Körper wird sich erst in harmonischem Einklang befinden, wenn sich zwischen positiver und negativer *Erd-Polarität* eine Balance eingestellt hat. Dies bedeutet, in der Mitte zu sein, und als diese Mitte aus sich heraus uneingeschränkt zu wirken, ohne dabei etwas Gezieltes zu tun. Als Tun im Nicht-Tun und Sein im Nicht-Sein könnten wir es bezeichnen. Der Grundsatz dieser beiden Pole, die Strahlung und Schwingung als Energie beinhalten, sollte sich einpendeln, neu sortieren und wieder zurechtgerückt werden. Dieses Aus-der- Mitte-gerückt-Sein, ist ein Aus-dem-Gleichgewicht-Sein. Es bedeutet, wir sind aus unserer natürlichen Ordnung *ver-rückt* – unserer eigentlichen Identität *ent-rückt*. Eine optimale Strahlung, die sich von innen nach außen verlagert, zeugt für eine gute *Aus-strahlung*.

Die individuelle Aus-strahlung ist Zeuge für unsere Lebensweise, -einstellung und -haltung. Eine optimale Energie, die uns ein bewusstes Leben führen lässt, stellt sich im Außen durch ein bewusstes Sein dar. Die Form der Lebensenergie bezeugt die innere Kraft und Stärke, die jedem Lebewesen gleichermaßen innewohnt. Da alles schwingt, steht eine optimale Schwingung für die Art und Weise, wie wir unser Leben gestalten und meistern. Die entsprechenden Resonanzfelder erschaffen die äußeren Umstände, die uns unser Leben *be-schwingt* oder resigniert erfahren lassen. Deshalb ist es wichtig, die Ursache für die Wirkungen zu kennen, die uns Freude empfinden oder leiden lässt. Hier geht es aber nicht um das Analysieren im Außen, sondern um eine Erfahrung in uns drinnen.

KEINE ANGST VOR NATÜRLICHKEIT

Viele Menschen haben Angst vor Veränderungen und glauben, dass dieses Wissen etwas Überirdisches wäre. Es ist verständlich, doch ist es eher etwas ganz Natürliches. Bewusster zu sein bedeutet nicht, abzuheben oder anders zu sein. Vielmehr ist es die Rückkehr zur ursprünglichen Natürlichkeit, die vom Menschen nichts fordert, sondern ihn lediglich daran erinnert, einfach „normal", wacher und achtsamer zu sein. Dabei muss man sein Leben weder auf den Kopf stellen, noch muss man es komplett umändern, denn eine neue Sichtweise wird Schritt für Schritt ein paar harmonische Bestandteile in Ihr Leben einfügen, sofern Sie das wollen. Es geschieht immer nur das, wofür Sie bereit sind, und natürlich darf man darüber hinaus das Werkzeug Körper, das für uns ja Ausdrucksmittel und somit Mittelpunkt unseres Lebens ist, nicht vergessen. Es heißt, dass ein bewusster und wacher Mensch immer gesund ist. Doch das *Sich-bewusst-Werden* ist ein Erfahrungs- und Entwicklungsprozess, der eine gewisse Zeit in Anspruch nimmt und sehr viel Geduld fordert. Deshalb können wir unseren Körper zwischenzeitig unterstützen, damit er gesund, schön, schlank und beweglich bleibt, damit wir so lange wie möglich geistig und körperlich fit unseren Aufgaben nachkommen können.

JEDE ZELLE TRÄGT LICHT IN SICH

Immer mehr Menschen sind sich bewusst, dass ihre Energie in der Schöpfung fortbesteht. Wie soll Energie auch verloren gehen? Die Seele als Ursprung des Menschen besteht ewig und findet seine Vollkommenheit im Bestehen selbst, bis sie eines Tages die Krönung erfährt und sich selbst als die eine große, göttliche Überseele entdeckt. So wie jede Saat ihre Ernte hat, geht es weder um die Samen noch um die Früchte selbst – vielmehr ist der Prozess an sich etwas Gigantisches, Einzigartiges, Wunderbares und Heiliges. Es ist ein Geschenk, als Mensch hier zu sein, denn nur dem Menschen ist es gegeben, sich als seine Quelle zu erfahren. Das bedeutet aber nicht, dass er etwas Besseres ist, denn jedes Leben ist gleichwertig und jedes Lebewesen ist ein Liebesgedanke der einen großen Kraft, die darin keine Unterscheidungen trifft. Respekt vor dem Leben bedeutet, ein bewusster und liebevoller Mensch zu sein. Auch die Forschung ist hier nicht stehen geblieben und zu der Erkenntnis gekommen, dass Leben eine Informations-Übertragung ist, die mittels aktiven Lichts geschieht. Dem deutschen Forscher und Physiker Dr. Fritz A. Popp aus Kaiserslautern gelang es nachzuweisen, dass die Zellen aller Lebewesen „Biophotonen" ausstrahlen – elektromagnetische Schwingungen und somit wichtige Bestandteile einer jeden Zelle sind. Photonen sind nichts anderes als Lichtteilchen, die in der Lage sind, Informationen zu kanalisieren und weiterzuleiten.

V.

Das erste Prinzip

Apfel und Vitamin C

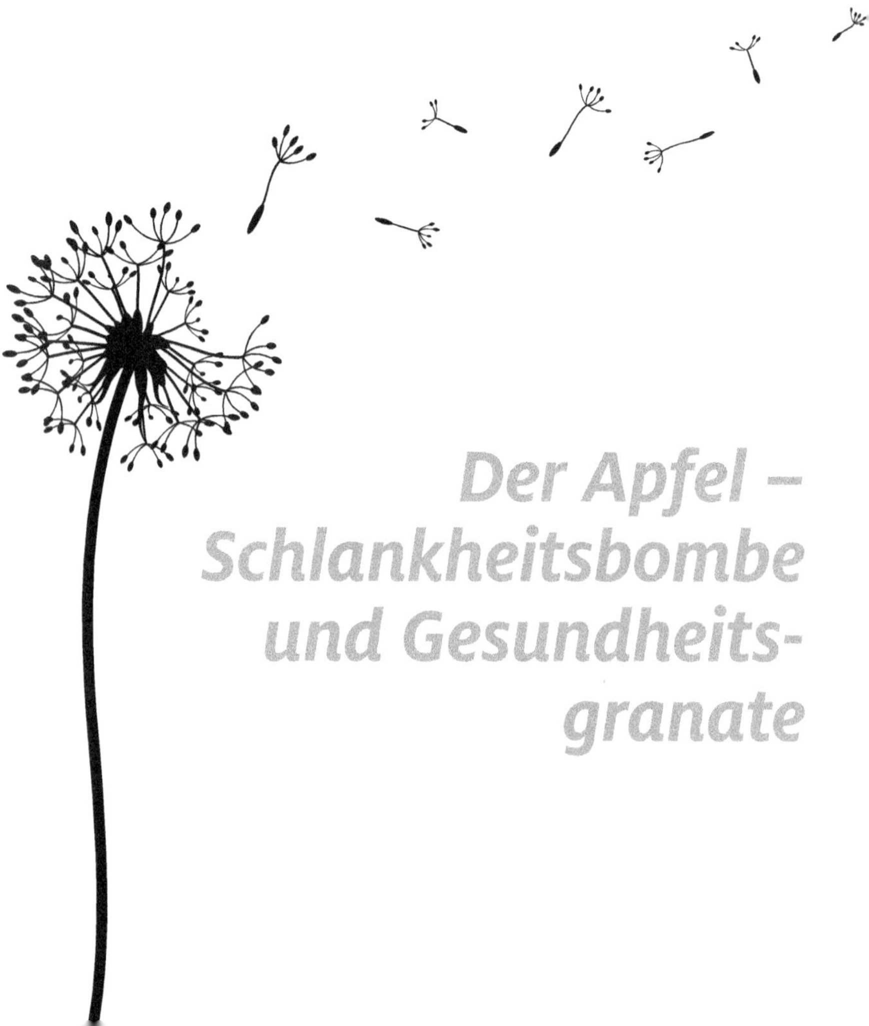

Der Apfel – Schlankheitsbombe und Gesundheits-granate

Der Apfel bildet als Darmregulierungsmittel und Gesundheitspolizei die erste Säule des erfolgreichen 5-Säulen-Prinzips. Natürlich spielt er nicht nur für die Gesundheit, sondern auch die Gewichtsreduktion eine große Rolle. In der Kombination mit den anderen Säulen ist er ein wesentlicher Bestandteil, um ganz mühelos das Wunschgewicht zu erreichen. Vitamin C ist im Apfel hoch dosiert vorhanden.

Ein Apfel ist also nicht nur ein gesunder Schlankmacher, sondern auch die absolute Geheimwaffe gegen Darmträgheit und Fettdepots. Für die Gesundheit ist der Apfel Gold wert und für die schlanke Linie ist er bei einer Ernährungsumstellung der unabkömmliche Spitzenreiter. Kurz gesagt: Er fördert die Verdauung, regt den Stoffwechsel an und hilft dem Körper bei der Ausscheidung der übermäßigen Ansammlung von Giftstoffen. Er „putzt" den Darm so richtig durch und unterstützt ihn, wo er nur kann, deshalb nenne ich ihn auch den „Kaminfeger".

Sie werden staunen. Lassen Sie sich überraschen, was der Apfel alles zu bieten hat, und seine Geschichte, sein kostbares Innenleben, sein Können und nicht zuletzt sein Geschmack sind keineswegs langweilig. Im Gegenteil!

Adam und Eva, Schneewittchen und Wilhelm Tell: Sie alle waren hinter dem Apfel her und auch heute ist der Apfel bei den Menschen immer noch heiß begehrt und beliebt.

Der Apfel als Schlankmacher

Da sich Äpfel gut lagern lassen, kann man sie das ganze Jahr über kaufen. Für gesunde Menschen sind sie gut verträglich und selbst einem schwachen Magen sind Äpfel willkommen. Damit das leidige Kalorienzählen etwas in den Hintergrund rücken kann, isst man am besten vor jeder Hauptmahlzeit einen Apfel, um den Appetit zu zügeln. Natürlich darf das Trinken nicht zu kurz kommen, es ist oberstes Gebot. Die Nieren, die bei einer Diät Höchstleistungen vollbringen, müssen unbedingt gut durchspült werden, damit der Entgiftungsprozess optimal unterstützt wird. Zuckerhaltige Limonaden und Getränke, zu viel Früchte- und Schwarztee oder Milch schaden auf Dauer der Gesundheit und zählen nicht zu den drei Litern Flüssigkeit, die Sie täglich zu sich nehmen sollten. Gutes Trinkwasser sollte an erster Stelle stehen. Kräutertees sind willkommen und frisch gepresste Früchte- und Gemüsesäfte in Maßen erlaubt.

Abnehmen beginnt im Kopf, nachdem sich die innere Bereitschaft eingestellt hat. Es ist eine Umstellung, bei der der Wille allein nicht ausreicht. Motivieren Sie Ihr Innerstes und überzeugen Sie sich selbst, dass Sie für Ihren Körper nur das Beste wollen und gut für ihn Sorge tragen, denn momentan haben Sie nur den einen. Konsequenz und Disziplin müssen nicht unbedingt Strenge bedeuten, vielmehr sollte ein natürliches Verlangen, mit einer großen Portion Vertrauen, Geduld und Durchhaltevermögen Ihr Ansporn sein.

Der Sättigungswert eines Apfels ist aufgrund seiner hohen Quellfähigkeit hervorragend und nebenbei besitzt er auch noch einen sehr niedrigen Kalorienwert, was ihn für Schlankheitskuren nahezu auszeichnet. Gleichzeitig liefert uns der Apfel auch wertvolle und wichtige Vitamine, Mineralstoffe und Spurenelemente, die bei einer Gewichtsreduktion unentbehrlich sind.

L-CARNITIN, DER CHAMPION BEI DER FETTVERBRENNUNG

Das in der Apfelschale enthaltene L-Carnitin verstärkt im Körper die Aufnahmemöglichkeit des Vitamin C und *kurbelt die Fettverbrennung an.* Die Gesundheit sitzt beim Apfel direkt unter der Schale! Bis zu zwei Drittel der Vitamine sind in der Apfelschale bzw. direkt oder unmittelbar darunter gespeichert. Deshalb sollten Äpfel auch, wenn möglich, stets mit Schale gegessen werden. Das Apfelgehäuse übernimmt die wichtige Aufgabe, die Lebensinformation – die Kerne (den Ursprung des Apfels) – zu beschützen und zu ummanteln. Wer auch das Kerngehäuse verzehrt, erhält eine Sonderration Jod.

Der Apfel zur Rauchentwöhnung

Ein Raucher benötigt eine höhere Dosis an Vitamin C, da sein Körper mit Gift überflutet wird. Alles wertvolle Vitamin C, das der Raucher ansonsten zu sich nimmt, wird durch Rauchen wieder zerstört. Außerdem wird dadurch das eisenhaltige Hämoglobin in großem Ausmaß mit Kohlenmonoxid aufgeladen, und somit wird die Aufnahme von Sauerstoff durch den roten Blutfarbstoff blockiert. Ein schleichender Erstickungsprozess stellt sich ein, der durch das Kohlenmonoxid im Tabakrauch ausgelöst wird. Die Folge: Der Raucher siecht im Laufe seines Raucherlebens dahin.

Der Apfel kann wirklich eine tragende Rolle übernehmen, wenn es darum geht, das Wunschgewicht zu erhalten oder sich das Rauchen abzugewöhnen. Man greife also nicht zur Schokolade oder zur Zigarette, wenn sich ein Hungergefühl einstellt, denn wenn Nikotin und Süßes zur Zwischenmahlzeit werden, dann kann es verhängnisvoll werden. Haben Sie gewusst, dass starke Raucher eine Abneigung gegen Äpfel haben?

Die Fruchtsäure des Apfels löst in der nikotinhaltigen Darmschleimhaut einen gesteigerten Verdauungsvorgang aus und diesen Vorgang empfindet der Raucher als störend. Das Interessante daran ist, wenn diese Störung einmal übergangen wird und man sich dazu entschließt, für ein paar Tage täglich circa zehn Äpfel zu essen, und dabei auf andere Speisen verzichtet, wird der Körper mit einem Widerstand gegen Nikotin reagieren. Mit Äpfeln funktioniert also auch die Rauchentwöhnung, man muss dazu nur den „inneren Schweinehund" überwinden.

TIPP !

Sie können stets, wenn Sie Hunger verspüren, einen Apfel essen. Zwischen den Äpfeln sollten Sie aber eine Pause von zwei Stunden einhalten, damit sich die Wirkstoffe optimal entfalten können und der Darm in seiner Tätigkeit nicht gestört wird.

Bei einer zwei- bis dreitägigen reinen Apfeldiät mit bis zu 20 Äpfeln pro Tag kehrt die Lust zum Apfel meist wieder zurück und die einstige Abneigung kann ad acta gelegt werden. Diese Kur entwickelt nicht nur einen Widerstand gegen das Rauchen, sondern ruft eine massive Abneigung gegen Nikotin hervor. Probieren Sie es doch einfach einmal aus.

Der Apfel als Gesundheitspolizei

Der Apfel fungiert als zweite Säule des 5-Säulen-Prinzips als unumgänglicher Begleiter der Darmreinigung. Wie wir bereits wissen, kann ein Mensch nur dann gesund sein, wenn seine Darmflora in Ordnung ist. So wie Pflanzen nur in einer nährstoff- und humusreichen Erde gedeihen, so sitzen die Gesundheitswurzeln des Menschen im Darm. Die sogenannte Darmflora ist entscheidend für das Darmgeschehen. Die unzähligen Bakterien und Mikroorganismen, aus denen sie besteht, nehmen die bedeutungsvollen Stoffumsetzungen vor. Darüber hinaus werden wichtige Lebensstoffe aufgebaut oder es wird an ihrem Aufbau mitgewirkt.

GEBEN SIE IHREM DARM OPTIMALEN „BRENNSTOFF"

Damit der Darm seine vielseitige Tätigkeit und seine autonomen Bewegungen in Gang halten kann, ist es unabkömmlich, ihn mit geeigneter, frischer und vollwertiger Nahrung zu versorgen.

Nahrung, die lebendig, von der Sonne gereift und naturbelassen ist, wird den Darm niemals einschränken, belasten oder erlahmen lassen. Das, was die Darmflora schwächt, ist eine Ernährung, die aus denaturierter (strukturelle Veränderung durch chemische Vorgänge oder künstliche Verarbeitung), entwerteter und toter Nahrung besteht. Wie man so schön sagt: „Der Darminhalt dickt ein und die Fäulnisbakterien können dadurch das Regiment übernehmen."

In der Folge entstehen Stoffe wie Histamin, Indol et cetera, die sich auf den Körper schädigend auswirken und etwa in den Nieren und der Leber entgiftet werden müssen.

Nicht allzu selten entstehen schließlich Leberleiden, da die Leber in ihrer Entgiftungsfunktion überfordert ist.

Der giftige Gärungsprozess, die sogenannte Darmfäulnis, kann die ganze Darmflora ins Ungleichgewicht bringen. Man könnte sagen, dass im Darmkanal eine Auseinandersetzung des Stoffwechsels stattfindet, welche sich zwischen dem Inhalt des Darmes und den Bedürfnissen des gesamten Organismus abspielt. Welche Darmstörungen auch immer vorherrschen mögen, ein Apfel wirkt immer regulierend. Die Fruchtsäuren hemmen das Wachstum der Fäulnisbakterien, nebenbei wirkt der Gerbsäuregehalt beruhigend und entzündungshemmend auf die Darmschleimhaut ein und trägt dazu bei, dass Darmerkrankungen ausheilen können.

DER APFEL ALS WUNDERMITTEL GEGEN ALLES – VORBEUGEND UND AKUT

Erinnern wir uns an unsere Kindheit: Wenn wir einmal Durchfall hatten, bekamen wir von der Mutter einen geriebenen Apfel zu essen. Dieser musste erst braun werden, bevor er gelöffelt werden sollte. Das ganze Gegenteil: Liest man bei Gesundheittipps beim Thema Verstopfung nach, wird häufig ebenfalls ein frischer Apfel mit Schale empfohlen. Seien Sie einmal ehrlich: Wie viele Produkte kennen Sie denn noch, die für absolut gegensätzliche Symptome eingesetzt werden können? Wie kann ein Apfel gegen Durchfall und gegen Verstopfung gleichzeitig wirken? Diese Tatsache allein ist bestimmt Grund genug, sich dem Apfel näher zu widmen und ihm auf dem täglichen Speisezettel seinen gebührenden Platz einzuräumen.

Es gibt kein Lebensmittel, das dem Apfel annähernd Konkurrenz machen könnte. Der Apfel ist das beste Vorbeugungsmittel gegen allerlei Arten von Krankheiten. Er ist gesund, wächst sozusagen vor der Haustür und ist nebenbei auch noch kostengünstig.

AUSSER DEM STÄNGEL: AM BESTEN „GANZ" VERPUTZEN

In der Apfelschale und im Fruchtfleisch sitzt das Pektin. Pektine, die sogenannten langkettigen Kohlehydrate, kommen hauptsächlich im Apfel und in Zitrusfrüchten vor.

Pektin, was bedeutet das genau? Aus dem griechischen Wort „pektos" abgeleitet, was so viel wie „gerinnen" bedeutet, erfüllt dieser Faserstoff als Zellwandsubstanz verschiedene Stütz- und Verfestigungsfunktionen. Diesem Stoff werden sogar besondere Heilwirkungen zugeschrieben. Pektin sorgt als Ballaststoff für eine ausreichende Darmfüllung, die für den Weitertransport des Darminhalts Voraussetzung ist, und normalisiert damit die Darmbewegung.

Pektin saugt wie ein Schwamm Wasser und giftige Darmprodukte auf und beseitigt diese Giftstoffe durch einen raschen und schmerzlosen Abgang. Durch seine hohe Quellfähigkeit bindet es also die schädlichen Bakterien, Zersetzungsprodukte und weitere giftige Substanzen. Deshalb auch der Name „Kaminfeger", da der Darm von schädlichen Stoffen befreit und gereinigt wird. Diese Abtransporthilfe des Apfels ist eine grundlegende Voraussetzung für ein gesundes Darmklima und einen schlanken Körper, und genau deshalb wird auf einen kleinen, ganz harmlos aussehenden Apfel hier ausreichend eingegangen. Die Menschen wissen zwar, dass ein Apfel gesund ist. Die genauen Zusammenhänge, die gigantische Heilwirkung des Apfels und seine Auswirkungen auf unseren Körper, die Haut und das Körpergewicht sind jedoch immer noch wenig bekannt.

PEKTIN – EIN STOFF, DER ES IN SICH HAT

Die außerordentliche Heilwirkung von geriebenen Äpfeln bei Durchfall ist ebenfalls auf das Pektin zurückzuführen, da es bakterizide und entgiftende Eigenschaften enthält.

Aber Pektin kann noch viel mehr. Es senkt auch den Cholesterinspiegel. Warum? Weil es seine Gelierkraft im Magen-Darm-Trakt entfaltet und dadurch Cholesterin, überschüssige Gallensäure und Fettstoffe an sich bindet, die beim Abbau von Cholesterin in der Leber entstanden ist. Um einem überhöhten Cholesterinspiegel vorzubeugen und unerwünschten Fettablagerungen an den Gefäßwänden erst gar keine Chance zu geben, ist auch hier der Apfel sehr empfehlenswert. Nur ein Drittel aller Erwachsenen in Deutschland haben einen Cholesterinspiegel, der nicht überhöht ist. Die Wirkungen von Pektin sind unendlich und kaum zu glauben. Leidet der Mensch zum Beispiel unter Gicht oder Rheuma, dann schwemmt die Apfelsäure die Harnsäureansammlungen im Körper aus, nachdem sie diese gelöst hat.

Dr. Christoph Hufeland, den man auch den „Vater der modernen Naturmedizin" nennt, greift auch gerne auf den Apfel zurück. Er verordnet seinen Patienten, die unter Schlafstörungen leiden, den sogenannten „Schlafapfel". Der Apfel wirkt deshalb Schlaf fördernd, weil sich der Blutzucker während der Nacht gleichmäßig verteilt. Da jedem das gut tut, wie er es sieht und glaubt, können wir das so stehen lassen.

Man sagt ja auch, dass der Apfel die Zähne reinigt. Auch hier spalten sich die Geister. Jeder Standpunkt stimmt immer eben von genau diesem einen Standpunkt aus. Diese allgemeinen Regeln, was richtig und falsch ist, gelten nur für den, der die Regel aufstellt und für die, die sie übernehmen. Für die anderen wiederum nicht. Es kommt ganz darauf an, wie der Apfel zum Beispiel vertragen wird. Der eine schläft schlecht, wenn er nach 17 Uhr einen Apfel isst, der andere genießt seinen Apfel um Mitternacht und schläft gut hinterher. Man sollte auch hier nichts verallgemeinern und vielleicht darauf hinweisen, dass der Körper dieses Wissen – was ihm gut tut – in sich trägt. Und dass jeder es selbst für sich herausfinden soll. Was für den einen gut ist, schadet dem anderen. Genauso, wie auch die Menschen unterschiedlich sind.

Wussten Sie …?

… dass bereits zwei Äpfel pro Tag wesentlich dazu beitragen, einem Herzinfarkt vorzubeugen?

Der positive Einfluss des Apfels auf die Haut

Die Haut ist mit etwa 1,5 bis 2 Quadratmeter das größte Organ, und ihr Gewicht beträgt über 10 Kilogramm. Haut und Seele sind ineinander verwoben, denn die Haut atmet nicht nur, sie empfindet und reagiert.

Aus körperlicher Sicht ist die Haut ein Schutzorgan, welches uns ummantelt und umhüllt. Sie schützt uns zum Beispiel vor mechanischen Einwirkungen wie Reibung, Druck und Stress. Sie bildet nicht nur eine Barriere gegen das Eindringen von körperfremden Stoffen, wobei sie als Schutzschild, als Filter gegen Fremdsubstanzen wie Licht und Strahlen reagiert. Sie ist auch das Auffangbecken für Viren und Bakterien und sie reagiert ebenfalls emotional auf Ablehnung. Sie kann Flecken bekommen, die Haare aufstellen, austrocknen, sich erhitzen oder schwitzen.

Da wären wir auch schon bei der gesundheitlichen Sicht angelangt, dem Ausscheidungsorgan. Man bezeichnet sie gleichermaßen als „dritte Niere", außerdem ist sie ein hervorragender Entgifter (wenn sie genug Flüssigkeit bekommt). Als Speicherorgan für Fett, Wasser und weitere Nährstoffe hat sie ein umfangreiches Aufgabengebiet und arbeitet durchwegs auf Hochtouren. Der Körper besitzt circa zwei Millionen Schweißdrüsen, die sich über den ganzen Körper verteilen. Die Haut ist wie ein Thermostat, der eine konstante Körpertemperatur hält. Wahrlich ein Wunder, welche Vielfalt und Intelligenz in unserer Haut stecken.

TIPP!

Apfelessigbad hilft gegen Hautunreinheiten oder Hautekzeme. Es schützt die Haut vor dem Austrocknen und stellt den Säureschutzmantel wieder her.

Da wir unsere Haut stark strapazieren und sie auch durch die Umweltbedingungen mehr und mehr belastenden Einflüssen ausgeliefert ist, gilt es, sie zu unterstützen. Unreinheiten und Entzündungen sind nicht selten. Durch regelmäßiges Entgiften und Entschlacken, gesunde Kost, viel Trinken und gute Pflege können wir sehr viel tun. Der Apfelgenuss hat einen Einfluss auf den gesamten Stoffwechsel, den man ihm nicht absprechen kann.

DIE GIFTE AUS DEM KÖRPER LOCKEN

Da die Gifte die Abwehrfunktionen blockieren, das System schwächen, dick, träge und müde machen, Krankheiten züchten und den gesamten Organismus belasten, müssen sie aus dem Körper ausgeschieden werden. Wenn Giftstoffe nicht ausgeschieden werden, dann bilden sich Schlacken, die sich später im Bindegewebe ablagern. Die Ursache dieser Ablagerungen ist meist ein nicht funktionierender Darm, da der Körper von Natur aus in der Lage ist, alles, was ihm nicht gut tut, auszuscheiden. Doch Hamburger mit Pommes wachsen nicht am Feld und gehören somit nicht zu einer natürlichen Ernährung. Mit Bewegung und Sport kann man dem Körper sicher Gutes tun. Denn wenn die Muskulatur gut trainiert ist, verhindert das die Ansammlungen der Schlacken, da das Bindegewebswasser im Fluss ist.

Vitamine fördern die Durchblutung, stärken die Hautgefäße und helfen, das Bindegewebe aufzubauen. Mineralstoffe und Spurenelemente sind ebenfalls unentbehrlich für den Stoffwechsel, regulieren den Wasserhaushalt, entgiften den Körper, verbrennen Fett und durchbluten die Haut. Gerade die Enzyme in den Früchten lassen das Fett schmelzen. Wenn Sie dann noch auf Ballaststoffe achten, damit die Verdauung wieder in Gang kommt und gefördert wird, wird sich der Körper von den Giftstoffen befreien können. Nebeneffekt: Das Immunsystem bleibt intakt. Und man vergesse nebenbei nicht das Pektin im Apfel, das Schadstoffe bindet und ausschwemmt.

WASSER TRINKEN NICHT VERGESSEN!

Das Wichtigste: Lassen Sie Ihre Haut nicht verdursten! Luftbefeuchtung sowie ausreichendes Trinken von mindestens zwei Litern Flüssigkeit pro Tag sind unumgänglich.

Lassen Sie die Haut nicht dürsten. Sorgen Sie für ausreichende Luftfeuchtigkeit und trinken Sie täglich, wie schon bereits empfohlen, möglichst zwei Liter Flüssigkeit in Form von gutem Trinkwasser, frisch gepressten Säften, und (in Maßen) Früchte- und Kräutertees. Es kann darunter auch täglich ein halber Liter frischer Apfelsaft sein (möglichst kein Mineralwasser). Die Flüssigkeitsversorgung regt den Hautstoffwechsel ungemein an und hilft Billionen von Zelleinheiten, die Schlackenstoffe zügig auszuscheiden. Ihre Haut verlangt nicht nur nach Äpfeln, sondern auch nach frischem Gemüse und knackigen Salaten. Bedenken Sie das!

Wussten Sie ...?

... dass Sie die Verdauungskraft Ihres Magen-Darm-Traktes unterstützen, wenn Sie circa 15 Minuten vor dem Mittagessen ein paar Ingwerstückchen mit etwas Zitronensaft und einer Prise Himalaya-Salz essen?

Welche Äpfel essen – und wie?

APFEL ESSEN: WARUM AM BESTEN VOM BAUM?

Wieso Bio-Äpfel aus der Region oder vom Bauern? Äpfel werden teilweise mit Argon-Gas behandelt, das heißt sie kommen in einen gasdichten Container und werden dort in Argon-Gas gelagert. So ein behandelter Apfel darf bis zu fünf Jahren als frisch deklariert und somit auch verkauft werden. Na, wenn das nicht zu denken gibt! Haben Sie auch schon einmal gelesen, dass ein Apfel nach circa einer Woche Lagerung die Hälfte an Vitaminen verliert? So müsste er nach fünf Jahren ja „Minus-Vitamine“ haben.

Wenn Apfelanbaugebiete in der Nähe von Industriezentren liegen, dann sind sie indirekt den Schadstoffen ausgesetzt, die sie über die Luft aufnehmen. Apfelbaumspritzungen mit Insektiziden und Fungiziden sind nach wie vor gang und gäbe.

Wussten Sie ...?

... dass Stichproben im Supermarkt bei Obst und Gemüse starke Pestizidbelastung aufweisen?

APFEL ESSEN: WIE?

Wenn Sie den Apfel einfach nur abwaschen, entfernt das die Schadstoffe nicht. Am besten Sie reiben ihn gründlich mit einem Tuch ab und bearbeiten ihn mit einer Gemüsebürste. Man sagt zwar, dass je nach Schalenbeschaffenheit damit Giftstoffe zu 60 bis 100 Prozent entfernt werden können. Doch um dem vorzubeugen, kaufen Sie am besten unbehandeltes Obst – gleich direkt beim Bauern. Übrigens: zwei Drittel des Vitamin-C-Gehalts befinden sich in der Schale! Wird der Apfel geschält, geht viel Gutes verloren.

Importäpfel hingegen werden häufig gewachst. Hier gilt es, die Schale unbedingt zu entfernen. In Deutschland ist das Wachsen von Äpfeln zwar verboten, doch bei anderen EU-Mitgliedsstaaten können Sie nicht davon ausgehen.

TIPP!

Wenn Sie nicht sicher sind, ob das Obst oder Gemüse behandelt worden ist, legen Sie es für ein paar Minuten in saures Oxidwasser (Gegenpol zu basischem Wasser). Es wird die Übersäuerung neutralisieren.

Durch frühe Ernten und langes Lagern verringert sich der Vitamin-C-Gehalt. Je länger die Äpfel am Baum reifen, desto höher ist auch ihr Vitamin-C-Gehalt. Vielleicht haben Sie ja die Möglichkeit, sie direkt vom Baum zu essen.

ÄPFEL ESSEN: WELCHE?

Der Vitamin-C-Gehalt bei Äpfeln unterscheidet sich natürlich von Sorte zu Sorte. Dies hängt nicht nur vom Standort und vom Klima ab, sondern ist auch auf Pflegemaßnahmen wie Düngung, Bewässerung, Pflanzenschutz et cetera zurückzuführen.

Spitzenreiter ist der Berlepsch. Mit seinen 23,5 Milligramm je 100 Gramm an Vitamin-C-Gehalt gehört er zu den zehn Apfelsorten mit den höchsten Vitamin-C-Anteilen. Danach folgen Ontario, Idared, Undine, Goldparmäne, Boskoop, Gloster, Cox Orange, Gravensteiner usw.

Aufgrund von Untersuchungsergebnissen von drei deutschen Hochschulen, die verschiedene Apfelsorten nicht nur nach ihrem Vitamin-C-Gehalt bewertet, sondern auch auf ihre gesamten Inhaltsstoffmengen hin überprüft haben, ist Jonagold der gesündeste Apfel, dicht gefolgt von Boskoop und Golden Delicious.

Am besten kaufen Sie die Äpfel direkt bei Bauern oder in Bio-Qualität, unbehandelt und so natürlich wie möglich, das versteht sich von selbst. Es wird immer der ganze Apfel gegessen, weil das Wertvollste des Apfels in der Schale (zwei Drittel der Vitamine), im Gehäuse (vor allem Ballaststoffe) und den Kernen steckt. Haben Sie sich schon einmal gefragt, wie die Information eines Apfelbaumes in den Kern hineingekommen ist? Was die Intelligenz der Natur in sich trägt, können wir mit unserem Verstand nicht erfassen und doch sind es unzählige Wunder, von denen wir umgeben sind. Wer sich dabei schwertut, den Apfel als Ganzes zu essen, der zerkleinere ihn im Mixer oder in der Küchenmaschine und esse auf alle Fälle die Kerne.

> *„Wenn ich wüsste, dass morgen die Welt unterginge, würde ich heute noch ein Apfelbäumchen pflanzen."*
>
> – Martin Luther

DAS MÄRCHEN VON DER BLAUSÄURE

Ein weiteres Märchen: „Die Blausäure in den Kernen schadet dem Körper." Es stimmt – die Kerne enthalten eine geringe Menge an Cyaniden (Salze und andere Verbindungen der Blausäure). Doch gibt es einen gravierenden Unterschied zwischen „chemischer" und natürlicher Blausäure – man kann den Begriff also nicht einfach in einen Topf werfen. Was glauben Sie, wie viele Äpfel Sie essen müssten, damit Ihr Körper die darin enthaltene Blausäure registriert? Kein Mensch ist in der Lage, eine solche Menge an Äpfeln zu verzehren.

Die Wirk- und Bitterstoffe von Kernen, besonders zum Beispiel bei den bitteren, getrockneten Aprikosenkernen, sind die beste Vorsorge gegen unerwünschte Parasiten-Kolonien, die von Ärzten als Geschwüre oder Tumore bezeichnet werden. Parasiten können diese Bitterstoffe nicht leiden. Man kann sich das von der Naturwelt abschauen, denn Tiere, die sich in den Winterschlaf begeben, fressen sich oft mit Tannennadeln satt, die übrigens die beste und gesündeste Unterstützung bei unerwünschten Parasiten liefern.

Vitamin C einmal anders: Tee aus Tannennadeln

Man sagt, dass die Frauen der Holzarbeiter den Tannennadel-Tee für sich entdeckt haben. Früher diente er aber in erster Linie als Schlaftrunk. Dieses ursprüngliche Schlafmittel wurde ganz einfach hergestellt, indem man die Tannennadeln wusch, anschließend zerdrückte und dann einen Teelöffel voll mit kochendem Wasser aufgoss, kurz ziehen ließ und mit Honig verfeinerte. Der Tee ist nicht nur ein ausgezeichneter Vitamin-C-Lieferant, sondern entzieht vor allem Parasiten den Nährboden. Der Tee wirkt unter anderem auch blutreinigend und fiebersenkend und wird für diese Zwecke gerne mit Zitrone kombiniert, um den Geschmack zu verfeinern. Heute zermahlt man die Nadeln, nachdem man sie gewaschen und (eventuell auch an der Sonne) getrocknet hat, mit einem Mörser oder zerkleinert sie mit Hilfe einer kleinen Getreidemühle, um die wertvollen Stoffe freizulegen. Notfalls kann man sie auch mit einer Schere klein schneiden. Der Eigengeschmack dieses Tees erinnert nicht an die Schärfe, wie wir es von ätherischen Baum-Ölen her kennen. Bei Lust und Laune mit etwas Stevia angereichert, schmeckt der Tee vorzüglich und es kann auf weitere Zutaten getrost verzichtet werden.

Wusstes Sie …?

… dass Tannennadeln bis zu fünfmal mehr Vitamin C enthalten als eine Zitrone?

TIPP!

Tannennadel-Tee ist nicht nur gesund, weil er wie ein natürliches Antibiotikum wirkt, sondern schmeckt auch wunderbar. Man hole sich im Wald Tannennadelspitzen (bitte nicht die Zweige abknicken, sondern den Zweig nur abnadeln!)

Das Vitamin C des Apfels und warum Vitamin C so wichtig ist

VITAMIN C IST GENAUSO LEBENSNOTWENDIG WIE SAUERSTOFF

Bei diesem Satz scheiden sich zwar die Geister, aber die Erfahrung zeigt, dass es durchaus so ist. Vitamin C wird chemisch hergestellt. Man spricht zwar auch von natürlichem Vitamin C, welches in den verschiedensten Varianten erhältlich und sehr kostspielig ist, doch naturbelassenes Vitamin C gibt es in dieser Form nicht wirklich. Es braucht immer einen künstlichen Vorgang, um den Stoff gewinnen zu können. Außerdem schlägt die Säure des Vitamin C vielen Menschen auf den Magen, auch in gepufferter Form. Alle Tiere (außer dem Meerschweinchen) sind in der Lage, Vitamin C selbst zu produzieren. Durchaus möglich, dass der Mensch das früher auch konnte und im Laufe der Evolution, Zivilisierung und naturfremden Lebensform die Fähigkeit dazu langsam verloren bzw. zurückentwickelt hat.

WARUM VITAMIN C SO WICHTIG IST

Es hält die Zellen weich und geschmeidig und verhindert somit Verhärtungen, Verkalkungen, Verklumpungen et cetera. Alle Herz-Kreislauf-Erkrankungen sind Nachwirkungen jahrelangen Vitamin C-Mangels. Viele Früchte enthalten Vitamin C, doch für die Menge, die der Körper braucht, müsste man von den Früchten schier unmögliche Mengen verzehren. Der Körper scheidet jeden Überschuss von Vitamin C aus. In gewissen Studien spricht man von einem Tagesbedarf von circa drei Gramm Vitamin C. Es gab auch Ernährungsexperten, die durch Rohkost ihre Leistungsfähigkeit gegenüber „gewohnter" Nahrung enorm steigerten und

TIPP!

Die Brennnessel verfügt über einen sehr hohen Vitamin-C-Gehalt, der den der Zitrone mehrfach übersteigt. Sie sollte am besten roh verzehrt werden. Kurz waschen, etwas Leinöl unterheben und genießen oder in den Salat geben. Am besten schmecken die jungen Blätter. Brennnesseln wachsen nahezu überall. Wer Platz hat, kann die Brennnessel auch anpflanzen und jeden Tag ein paar Blätter zu sich nehmen. Alternative: Brennnesselspinat und Brennnesseltee.

mehr als zehn Gramm Vitamin C zu sich nahmen. Da diese hohen Dosierungen auf den Magen schlagen können, nicht natürlich und nebenbei kostspielig sind, empfiehlt es sich, auf Brennnessel auszuweichen.

WAS MACHT DEN APFEL SO BESONDERS?

Wir haben nun ja schon viel Gutes über den Apfel gehört. Das ist allerdings noch nicht alles. Eiweiß, Fettsäuren und Kohlenhydrate muss man im Apfel schon mit der Lupe suchen, Wasser hingegen hat er schon mehr gespeichert – und er strotzt vor Vitamin C und Spurenelementen. Während der Apfel am Baum heranwächst, entwickelt er eine hohe Konzentration an Vitamin C. Man könnte sagen, der Apfel ist für viele Wehwehchen eine Wunderwaffe und wirkt im Darm wie ein Kombipräparat. Warum sich der Biostoff Vitamin C im Apfel so wohl fühlt? Weil er durch andere Pflanzenschutzstoffe vor vorzeitiger Oxidation geschützt wird. Das bekannteste aller Vitamine ist wohl das Vitamin C, das tief in die Zentralstellen des Energiestoffwechsels eingreift. Es wird deshalb Ascorbinsäure genannt, weil es früher als das „antiskorbutische Vitamin" bekannt war und sich die Ascorbinsäure daraus entwickelt hat. Das Vitamin C organisiert nicht nur das Leben, sondern funktioniert auch wie ein Abwehrmechanismus gegen Umweltgifte.

Zwei bis drei Äpfel können bei einem Erwachsenen bereits den Tagesbedarf an Vitamin C decken. Man beachte, dass der Körper Vitamin C nicht speichern kann und es bei Bedarf aktiviert werden muss. Der Tagesbedarf an Vitamin C eines Menschen liegt bei etwa 50 bis 100 Milligramm.

WARUM TIERE KEINEN HERZINFARKT BEKOMMEN

Vitamin C wird zum Aufbau von Nerven-Botenstoffen (Neuro-Transmitter) gebraucht und hat Anteil an der Bildung von roten Blutkörperchen und der Hormonsynthese. Durch das Vitamin C wird auch die Bildung der interzellularen Kittsubstanz aktiviert und es reguliert den Cholesterinhaushalt. Vitamin C ist für die Produktion von Kollagen sehr wichtig, das für gesunde Haut, Knochen, Knorpel, Zähne und Zahnfleisch sorgt. Dieses Protein spielt bei der Heilung von Wunden und Verbrennungen auch eine bedeutende Rolle. Weiterhin unterstützt es die Aufnahme von Eisen aus pflanzlichen Lebensmitteln. Viele pflanzliche Lebensmittel enthalten wertvolle Vitamine, da höhere Pflanzen und auch Tiere Vitamin C aus Glukose (Traubenzucker) herstellen können. Wie bereits erwähnt, hat der Mensch im Laufe der Evolution seine Fähigkeit zur Eigenbildung von Vitamin C verloren. Es muss also mit der Nahrung aufgenommen werden.

Inzwischen ist nachgewiesen, dass Vitamin C in hoher Dosierung die Gefäße so weich hält, dass Herz-Kreislauf-Erkrankungen erst gar nicht möglich sind. Diese Erkrankungen sind auf körperlicher Ebene in der Regel also immer auf eine unzureichende Vitamin-C-Versorgung zurückzuführen. Die Pharmakonzerne versuchen natürlich diese Information zu unterbinden. Wenn Sie jemandem sagen, dass er täglich einen gestrichenen Teelöffel Vitamin C zu sich nehmen sollte, wird er sie wahrscheinlich auslachen oder für dumm erklären. Aber wer zuletzt lacht, lacht am besten!

VITAMIN C IST BEIM ZELLAUFBAU UND AM ABWEHRSYSTEM BETEILIGT

Es sind aber nicht nur die körperlichen Veränderungen, die auf einen Vitamin-C-Mangel zurückzuführen sind. Auch Depressionen werden durch zu wenig Vitamin C (und Vitamin E) begünstigt. Depressionen können vielerlei Ursachen haben. Auf der geistigen Ebene bedeutet das: einen Rückzug der Seele. Das heißt, der Mensch hat sich nicht um seine Bedürfnisse und nicht um sich selbst gekümmert und lässt sich von realitätsfremden Strukturen (wie Partner, Eltern, Gesellschaft, Umfeld et cetera) leben. Auf körperlicher Ebene können Depressionen vor allem dann auftreten, wenn das Blut zu wenig Sauerstoff bekommt. Deshalb ist es hier besonders wichtig, die Sauerstoffzufuhr zu steigern.

VITAMIN C BRAUCHT SAUERSTOFF

Damit Vitamin C aktiviert wird, benötigt es genügend Sauerstoff. Frische Luft können Sie nicht genug zu sich nehmen. Körperliche Betätigungen im Freien und ausreichende Bewegung begünstigen, dass die Ascorbinsäure auch alle Gewebe des Körpers erreicht. Nur so kann sie überall ihre positive Wirkung entfalten.

Der Apfel als Bestandteil einer vollwertigen Ernährung

Früher rechnete man noch in Kalorien und glaubte, dass der Kalorienwert einer Nahrung ausschlaggebend sei. Der Mensch musste funktionieren und stark sein, aber er lebte auch unter ganz anderen Bedingungen, als er es heute tut. Der Mensch wurde nicht als kompliziertes Ganzes angesehen, sondern eher als eine Maschine, die funktionieren muss. Die Nahrung diente demnach mehr als Brennstoff und wurde nicht nach den körperlichen Bedürfnissen ausgerichtet. Natürlich gab es auch Zeiten, wo die Menschen gesund lebten, weil sie nur das hatten, was ihnen Mutter Erde zu essen gab. Man aß auch sehr fett, weil Fett vor Kälte schützt, ein ausgezeichneter Energiespender ist und sättigend wirkt. Nur früher war auch die Arbeit anders. Harte Arbeit am Feld setzte eine kraftvolle und sättigende Nahrung voraus.

NAHRUNG, DIE SICH AUF DAS WESENTLICHE REDUZIERT

Ein Stück Brot in der Hand zu halten, es zu „brechen", oder sich einem Apfel zu widmen und ihn bewusst zu sich zu nehmen, hat etwas Andächtiges, ja nahezu Heilendes an sich. Das können sich viele Menschen zwar nicht vorstellen, wenn sie an überladene Tische mit allen möglichen Köstlichkeiten denken, doch Essen sollte nicht zur Befriedigung von Gelüsten stattfinden, sondern ein bewusst vollzogener Akt sein, der dem Körper lichtvolle Information schenkt, um den Wert des wertvollen Lebens zu erhalten.

Unser Körper als Instrument ist auf uns angewiesen. Vor allem ist er auf gute, nährreiche, lebendige, gesunde, lichtvolle, informationsreiche, reine, unverfälschte, unbehandelte und natürliche „Kraftstoffe" ausgerichtet, um nicht in einen Abbau- und Veränderungsprozess der Selbstzerstörung zu verfallen. Gute Nahrung, ist das eine Frage des Denkens, der Einstellung oder des Geldes? Es ist eine Frage des Bewusstseins, denn wir sind es unserem Körper schuldig, für ihn Sorge zu tragen und ihm nur das Beste zu geben.

WAS UNS DIE ERDE SCHENKT UND DIE SONNE „KOCHT"

Viele Ernährungsforscher, die sich für eine natürliche, geordnete und gesunde Vollwerternährung aussprechen, reden neben Getreide- und Ölkost vor allem von der Frischkost. Durch den hohen Wassergehalt ist sie leicht verdaulich und enthält hochwertige Informationen. Da Pflanzen am meisten Sonnenlicht speichern, hat man in Verbindung mit ihnen auch von „Sonnenkost" gesprochen. Wer gesund werden und bleiben will, wer bewusst lebt oder wer einfach nur auf die schlanke Linie achten möchte, für den ist die Sonnenkost das absolut Beste, was er dazu beitragen kann.

Alle Arten von Pflanzen sollten immer reif, roh und möglichst schadstofffrei sein, damit alle Inhaltsstoffe erhalten bleiben. Nur so ist die Information der Pflanze für den Körper voller Anregung, Energie und Reinheit. Der Apfel ist ein besonders wertvoller Vertreter der Sonnenkost und enthält nebenbei nur ganz wenige Kalorien (ein mittelgroßer Apfel hat circa 60 Kalorien).

Der Apfel als Vitalstofflieferant

WAS DER APFEL ALLES AUFWEISEN KANN

Biologische Bestandteile:
fast kein Fett (0,5 Prozent)
sehr wenig Eiweiß
zwölf Prozent an Kohlehydraten

Vitamin B1
Vitamin B2
Vitamin B6
Vitamin C (zwölf Milligramm pro 100 Gramm)
Vitamin E
Vitamin K
Carotinoide mit Provitamin-A-Wirkung
Thiamin
Riboflavin
Niacin
Biotin
Folsäure
Pantothensäure
Kalium
Lävulose
Dextrose
Sorbitol
Rohrzucker
Apfel-, Zitronen- und Bernsteinsäure
Milch- und Oxalsäure
Gerb- und Salizylsäure
mehr als 20 Mineralstoffe und Spurenelemente

Der Apfel ist auch eine wichtige Nahrungsfaserquelle (Ballaststoffe).

Wusstenn Sie …?

… dass es den Stuhlgang fördert, wenn Sie vor dem Mittagessen einen Apfel essen?

VI.

Das zweite Prinzip

Wasser und Übersäuerung

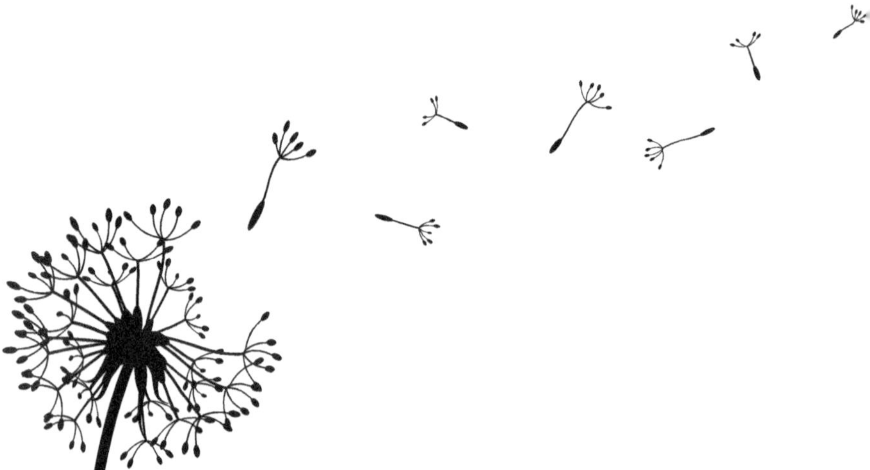

Das Lebenselixier und die Notwendigkeit des Säurehaushaltes

Die zweite Säule des 5-Säulen-Prinzips bildet das Wasser sowie ein noch umfangreicherer Teil zum Thema Übersäuerung. Wasser ist viel mehr als etwas, womit wir unseren Durst löschen. Wirklich gutes Wasser ist „Nahrung". Die Übersäuerung habe ich hier, in der Kombination mit Wasser, sehr großzügig mit einbezogen, da etwa mit basischem Wasser sehr gut entsäuert werden kann. Es gibt heute kaum noch Menschen, die im basischen Bereich sind. Sauer macht dick, sauer macht krank. Sauer ist nicht wirklich lustig!

WOHL BEKOMM'S!

Bei der Geburt besteht der Mensch zu circa 87 Prozent aus Wasser. Beim Erwachsenen sind es circa 70 Prozent und durch den Alterungsprozess senkt sich dieser Prozentsatz auf rund 50 Prozent. Der Mensch kann ohne das Lebenselixier Wasser nicht überleben, doch Wasser ist nicht gleich Wasser. Das Wasser wird zwar regelmäßig auf seine Schadstoffe überprüft und es gibt festgelegte Grenzwerte, die nicht überschritten werden sollten. Doch ein Grenzwert wurde von Menschenhand festgelegt und ob dem Menschen unser Trinkwasser über Jahrzehnte hinweg vielleicht auch Schaden zufügen kann, wird wohl für immer ein Geheimnis bleiben. Im Trinkwasser versteckt sich vieles, was wir freiwillig wohl nicht zu uns nehmen würden. Es sind dies *Arsenverbindungen, Blei, Kolibakterien, Nitrat, Viren, Dioxine, radioaktive Elemente, Phosphat, Pestizide, Rückstände von Chemikalien aus Industrieabwässern, Rückstände von Arzneimitteln (Toilettenentsorgung), tote Asseln und Kot (Bakterien, die sich in den Rohren so tummeln), Chlor, Blei (bei alten Leitungsrohren) u. v. m.* Da kann man nur sagen: Wohl bekomm's!

REINES WASSER

Der Mensch besteht zu etwa 70 Prozent aus Wasser. Es ist medial, durchdringt jede Zelle und ermöglicht Kommunikationen zwischen den Zellverbänden. Das Wasser in uns erfüllt immens lebenswichtige Aufgaben. Um nur einige zu nennen:

Wasser in unserem Körper hat die Aufgabe:

- ... den osmotischen Druck der Zellen zu regeln
- ... den gesamten Stoffwechsel mittels Informationsaustausch aufrechtzuerhalten
- ... die Versorgung und Entsorgung zu ORGAN-isieren
- ... das Abführen und notfalls Deponieren von Schlacken, Toxinen, Salzen et cetera
- ... die Aufrechterhaltung der Elektrolyse u. a. m.

Bei der Forschung auf dem Gebiet der Homöopathie hat es sich gezeigt, dass das Wasser über ein physikalisches Gedächtnis verfügt (französischer Biologe Dr. Jacques Benveniste). Der Physiker und Nobelpreisträger Georges Charpak versuchte Benvenistes Behauptung zum „Gedächtnis des Wassers“ zu widerlegen, kam bei Experimenten zu keinen dementsprechenden Ergebnissen und schrieb mögliche Wirkungen des Wassers eher dem Zufall zu. Dass eine höhere Intelligenz unser Leben und unsere Welt steuert, ist offensichtlich. Warum soll sie also nicht auch im Wasser sein? Alles, was mit dem Verstand nicht bewiesen werden kann, bedeutet nicht, dass es nicht möglich ist oder nicht stimmt. Es bezeugt höchstens, dass es dem Menschen in seiner Begrenztheit noch nicht gelungen ist, über sein duales Denken hinauszugelangen.

WASSER TRINKEN: WASSER IST NICHT GLEICH WASSER

Durch das Essen von vielen Früchten und Gemüse, die alle sehr viel organisches Wasser enthalten, sind wir nicht mehr auf die zwei Liter anorganisches Leitungswasser angewiesen. Alle Wasseroptimierungsgeräte können kein organisches Wasser herstellen, nur die Früchte und Gemüse haben organisches, fast keimfreies Wasser. Organisch heißt, wenn Substanzen einen lebendigen Organismus passiert haben. Deshalb empfehle ich diese verdünnten und pürierten rohen „Früchte-/Gemüsesuppen" (Smoothies) die das reine Bergquellwasser (anorganisch) der heutigen Zeit überbieten. Auch Volvic, ein französisches stilles Mineralwasser, erfüllt die Voraussetzung von reinem Wasser.

Eine weitere Möglichkeit ist: Einen schön geschliffenen und mit Wasser gefüllten Bleikristallkrug an die Sonne zu stellen oder in einen Glaskrug Halbedelsteine zu geben und ebenfalls einige Zeit an die Sonne zu stellen. „Die Botschaft des Wassers" von Masaru Emoto (erschienen im Koha Verlag) bestätigt meine Erfahrungen, dass Leitungswasser optimiert werden kann.

Ein Entwicklungshelfer (Dr. und Apotheker) erzählte mir, dass sie in den Entwicklungsländern PET-Flaschen mit verunreinigtem Wasser auf die besonnten Dächer stellen. Dies ist eine Form der Wasseraufbereitung, die sich SODIS nennt. SODIS (Solar Water Disinfection) ist ein Verfahren zur Wasserentkeimung durch UV-A-Strahlung, die in vielen Entwicklungsländern von Haushalten angewendet wird.

Wasseraufbereitung leicht gemacht

Die Möglichkeiten, Wasser aufzubereiten, sind vielfältig. Das wohl bekannteste „formatierte" (von Schadstoffen befreite Wasser), das Grander-Wasser, stammt aus Österreich – der Name ist weltweit bekannt. Ob wir das Wasser nun entwirbeln oder filtern (sehr bekannt sind die Umkehrosmose-Wasserfilter), das Wasser ist nicht basisch. Es ist sicher schon ein großer Schritt, wenn man das Wasser aufbereitet und weniger Schadstoffe zu sich nimmt, doch wirklich lebendiges Wasser sollte basisch sein, um die Körperzellen von der Säure zu befreien. *Übersäuerung ist das „Fundament", auf das Krankheiten aufbauen und in dem sich Viren, Parasiten und Bakterien so richtig wohl fühlen und ausbreiten können.* Deshalb empfiehlt es sich, nicht nur gereinigtes Wasser in Erwägung zu ziehen, sondern einen Schritt weiter zu gehen.

Basisches Wasser, auch als ionisiertes Wasser bezeichnet, ist die Medizin der Zukunft. Durch die Entsäuerung wird eine vorzeitige Zellveränderung und -alterung und somit eine Anfälligkeit für Krankheiten sehr stark eingedämmt.

Es ist immer noch sehr wenigen Menschen bekannt, dass Wasser und Übersäuerung in engem Bezug stehen. **Wasser ist ein Lebenselixir, was man von normalem Leitungswasser nicht behaupten kann!**

Weitere Wasseraufbereitungsmethoden, die man kostengünstig und ohne große Hilfsmittel leicht selbst anwenden kann:

AYURVEDISCHES WASSER:

Kochen Sie morgens einen Topf mit frischem Wasser (am besten basisches Wasser, siehe Seite 76 ff.) für mindestens 15

Minuten auf. Lassen Sie den Topf dann zwei bis drei Minuten stehen, damit Rückstände wie zum Beispiel Kalk absinken können. Dann gießen Sie das Wasser in eine Thermoskanne und trinken es über den Tag verteilt. Nun nehmen Sie stündlich zwei bis drei Schluck von diesem Wasser. Diese Form des Trinkens, die ursprünglich aus dem Ayurvedischen stammt, regeneriert und schult die Geschmacksnerven. Wenn Sie das ein paar Tage gemacht haben, dann werden Sie merken, dass das Wasser sehr süß und sehr weich schmeckt. Dieses Trinken reinigt unter anderem den Körper und regt den Stoffwechsel an. Auch bei Angst und Panik sehr empfehlenswert.

(Nach dem Essen circa zwei Stunden damit warten, bis Sie wieder etwas trinken und circa eine Stunde vor dem Schlafengehen das Trinken beenden.)

SILBERWASSER:

Eine Silbermünze in einen Krug geben und immer wieder mit Wasser auffüllen. Über mehrere Stunden bzw. über Nacht stehen lassen. Die Wirkung ist zwar gering, aber bereits dieses Wasser ist für den Körper bekömmlicher und wirkt der Säureeinlagerung in den Zellen entgegen, wenn es regelmäßig angewendet wird.

Übersäuerung und basisches Wasser

Dr. Otto Heinrich Warburg hat wissenschaftlich erwiesen, dass die Übersäuerung die Ursache sämtlicher Krankheiten bildet und erhielt dafür bereits 1931 den Nobelpreis. Warum tut man so wenig dagegen, wenn man das doch weiß? Nun, der

Mensch geht bei Übersäuerung in die Apotheke und holt sich ein Basenpulver (Basica et cetera). Das Problem ist aber, dass dies nicht wirklich etwas bringt. Basenmittel machen zwar den Urinwert basisch, aber man bekommt die Säure nicht aus dem Körper raus.

Wussten Sie ...?

... dass Hilfsmittel herkömmlicher Entsäuerungsmethoden, vor den Zellen „stehen bleiben", die Säure in den Zellen also unberührt bleibt und der gemessene pH-Wert (zum Beispiel über den Urin) ein verfälschtes Ergebnis anzeigt? „Basischer Urin" ist kein Beweis dafür, dass die Zellen nicht mehr „sauer" sind.

ACHTUNG: ***Über das normale Blutbild kann der Säure-/Basenwert nicht gemessen werden. Dies ist nur über ein Dunkelfeldmikroskop möglich! Fragen Sie Ihren Heilpraktiker.***

BASISCHES WASSER:

DIE Lösung für übersäuerte Zellen und Hilfe für zahlreiche Krankheiten! Seit den 1950er-Jahren gibt es Geräte, die das Wasser basisch aufspalten. Die Russen waren die ersten, die in diesem Bereich Geräte entwickelten, die aber zu teuer waren, um sie dem „Otto-Normal-Verbraucher" zugänglich zu machen. Zuweilen gibt es qualitativ gute Geräte, die auch sehr kostengünstig sind. Trinkwasser ist im Grunde neutral und hat einen pH-Wert von 7,0. Wenn Sie das Wasser durch verschiedene Geräte reinigen oder aufbereiten, ist es zwar nicht mehr verunreinigt, aber es ist immer noch neutral und *nur basisches Wasser kann den Zellen die Übersäuerung entziehen*. Das Wasser muss also zuvor aufgespaltet werden, bevor man es trinkt. Jede andere Wasseraufbereitung bewahrt den Körper zwar davor, Stoffe, die nicht in den Körper gehören, aufzunehmen, aber es kann den Krankheiten den übersäuerten Nährboden nicht entziehen. Wenn ein Mensch sich absolut gesund ernährt, ist er nicht unbedingt basisch, da auch die Psyche im Gleichwicht sein muss. *Auch Stress macht sauer und kann durch Ernährung nicht ausgeglichen werden.*

Herzinfarkt wird nicht durch Verkalkung ausgelöst, sondern Übersäuerung ist die Ursache!

TRINKWASSER OPTIMIEREN.

Um Ihr Trinkwasser zu verbessern, gibt es verschiedene Möglichkeiten. Zuerst sollten Sie aber die Reinheit Ihres Leitungswassers messen (TDS-Messgerät), um über die Qualität informiert zu sein. Dieses Messgerät misst die Leitfähigkeit in µS/cm (Mikrosiemens je Zentimeter) des Wassers. Dadurch lassen sich Rückschlüsse auf die Qualität des Wassers ziehen. Dieser Vorgang ist recht einfach: Sie halten das EC-TDS-Messgerät in das Wasser und brauchen nur noch die angegebene Zahl abzulesen. Als Richtwerte für Wasser gelten im Allgemeinen: Wasser bis 120µS gilt als sehr gut entschlackend und ist für die Gesundheit förderlich. Von 300 bis 600 µS ist das Wasser eher belastend und ab 600 µS ist es als sehr schlecht zu bezeichnen. Zum täglichen Trinken nicht empfehlenswert.

Es gibt verschiedene Verwirbelungs-Techniken und Wasseraufbereitungs-Methoden. Entscheiden Sie selbst, ob und wie Sie Ihr Wasser verbessern wollen, doch denken Sie daran, dass viele Methoden hervorragend sind und die Wasserstruktur zwar verbessern, DOCH DAS WASSER BLEIBT NEUTRAL! Nur basisch aufbereitetes Wasser „saugt“ die Säure aus den Zellen und neutralisiert Übersäuerung, die nach wissenschaftliche belegten Studien die Ursache aller entstehenden Krankheiten ist.

BASISCHES WASSER ALS MEDIZIN

Basisches Wasser ist eines der besten unterstützenden Maßnahmen, die Sie für Ihren Körper treffen können, um ein gesünderes und vitaleres Leben zu führen. Man geht davon aus, dass ein Körper, der vier Wochen basisches Wasser zu sich genommen hat, eine Genesung erfährt. Immer mehr Gesundheitspraxen liefern den Beweis dafür, dass basisches Wasser die Grundvoraussetzung dafür schafft, damit der Körper sich selbst helfen kann. *Der Körper braucht also nicht nur gereinigtes, entwirbeltes und aufbereitetes Wasser, das gut tut, sondern BASISCHES Wasser, um heil zu werden, heil zu sein und heil zu bleiben!*

Basisches Wasser geht SOFORT in die Zellen über, schmeckt weich und trinkt sich ganz leicht. Der Schluckreflex, der bei vielen Menschen das viele Trinken zur Tortur macht, ist nur noch sehr gering wahrnehmbar. Man hat das Gefühl, das Wasser wird sofort vom ganzen Körper aufgenommen und eingesaugt – es scheint ihm wirklich etwas zu fehlen.

ENTSÄUERN MACHT LUSTIG, SAUER MACHT KRANK

Die Ansammlungen saurer Ablagerungen im Körper sorgen nicht nur für das Älterwerden, sondern sind auch dafür verantwortlich, dass sich Bakterien und Viren so richtig wohl fühlen. In diesem sauren Milieu können sich Krankheiten gediegen ausbreiten und Parasitenkolonien so richtig schön vor sich hin wuchern. Kurzum: Nicht Sie, sondern Ihre ungebetenen Untermieter fühlen sich rundum wohl. Doch ist es nicht nur die Ernährung, die den Körper sauer macht. Jegliche Form von

Unwohlsein, dunkle Gefühle, die unser Leben wolkenhaft durchziehen, und Gedanken, die sich gegen uns selbst und den Rest der Welt richten, sind ebenfalls dafür verantwortlich, dass sich unser Säure-Basen-Haushalt im Ungleichgewicht befindet. Eine „sonnenhafte" Ernährung und ein paar strahlende, wärmende Gedanken und Gefühle erhellen das Gemüt und die Zellen und sorgen für ein basisches Gleichgewicht. Basisch zu sein bedeutet nichts anderes, als auf allen Ebenen „im Reinen" zu sein und Harmonie zu zelebrieren.

Auch minderwertige Gedanken vergären zu Säure

Es gibt nicht nur den sauren Regen, es gibt auch Gedanken, die richtig sauer sind. Dazu muss man nicht unbedingt verstimmt sein, sondern sogenannte „negative" und „schlechte" Gedanken sind sauer und wirken sich auch genauso auf den Organismus aus. Ebenfalls können uns dementsprechende Emotionen in das saure Milieu befördern, denn sauer bedeutet ja nichts anderes, als aus der Balance, aus der Neutralität geraten zu sein. So sollten Gedanken und Gefühle sich ebenfalls im basischen Bereich bewegen.

Das bedeutet nicht nur gute Gefühle und gute Gedanken zu haben, denn das duale System ist zweipolig und positives Denken zieht automatisch den Gegenpol an. *Geistig basisch zu sein bedeutet, neutrale Gedanken zu haben und aufkommende Gedanken, die noch sauer aufkeimen könnten, einfach ziehen zu lassen.* Man sollte ihnen keinen Raum geben, um sich entfalten zu können. Wenn man sie wie Vögel einfach genau so ziehen lässt, wie man sie am Himmel wahrgenommen hat, dann ist auch keine Säure im Anflug. Da das Ego den Gedanken in Besitz nimmt und ihn zu seiner Realität erklärt, ist es sinnvoll, den Gedanken auf den Grund zu gehen. Hier gehe man nicht verstandesgemäß vor, sondern erforsche seine Essenz frei von jeglichen Hintersinnen. Dies ist ganz einfach, wenn man das Ganze etwas genauer betrachtet und es nicht nur oberflächlich sieht.

Doch es braucht Zeit und Aufmerksamkeit, um sich damit zu beschäftigen und alles andere um sich herum einfach mal ruhen zu lassen. Gedanken scheinen aus dem Kopf zu kommen, wie aber sind sie da hineingekommen? Wo kommen sie her und was hat man überhaupt damit zu tun?

Wenn Sie diese Fragen in sich wirken lassen, ohne eine Antwort zu erhoffen, sondern sie einfach nur tief in sich einsickern lassen, werden Sie nicht sauer, sondern still. *Diese Stille ist basisch, wirkt heilend und lässt uns die Unwichtigkeiten vergessen, die uns immer noch wichtig sind.*

IST IHRE REALITÄT AUCH SAUER?

Die Welt, in der wir leben, macht nur dann sauer, wenn wir sie als unsere Realität erleben. Ein Eremit, der sich von Obst, Gemüse und Wildkräutern ernährt, wird mit seinem Säure-Haushalt keinerlei Probleme haben, doch wir leben hier in dieser Welt. Und das ist auch gut so. Ein Rückzug ist eine Flucht und wo auch immer man hingeht, man nimmt seine Gedanken, seine Gefühle und seinen Körper stets mit. Gelebte Spiritualität, die auf allen Ebenen gelebt wird, ist nichts Abgehobenes.

Es ist die Rückbesinnung, die Rückkehr zu den eigenen Wurzeln, die eine natürliche Ernährung, ein einfaches

Verhalten und eine naturnahe Ernährung beinhaltet. Wird diese Natürlichkeit auf allen Ebenen gelebt, dann wird Übersäuerung kein Thema mehr sein, denn der Weise ist nicht Herr über seine Gedanken, sondern er hat die Gedanken und die Welt längst durchschaut.

Bei Gefühlen ist es nichts anders als bei den Gedanken, sei es Liebeskummer, Traurigkeit, Depression oder einfach nur der Alltagsstress – alles, was sich in Disharmonie befindet, kann nicht gesund sein und somit auch einen Körper nicht gesund erhalten. Gefühle, die wir als unangenehm empfinden, stoßen auf. Also sind sie sauer und gar kein bisschen lustig. Weder für unser Empfinden noch für den Körper, der dieses Ungleichgewicht ja irgendwie ausgleichen muss. Und auch hier gilt es zu hinterfragen: „Wer empfindet und fühlt das scheinbar Unliebsame?"

Der Übersäuerung zu Leibe rücken

Wenn man sich der Übersäuerung gar nicht bewusst ist, dann kann man sich mit dem Lackmuspapier Gewissheit verschaffen. Doch was sagt dieser Wert überhaupt aus? Er bestätigt die Übersäuerung und zeigt den pH-Wert an, doch was bedeutet das genau? Basenpulver und Basenbäder (Ionenbad) sind sicher eine sehr sinnvolle Unterstützung und wenn Sie diese Varianten wählen, werden Sie nach ein paar Tagen sehr erfreut sein, dass sich der Messstreifen basisch zeigt. Damit geben sich die Menschen dann zufrieden, denn nun sind sie ja basisch. Sie essen fröhlich weiterhin ihre Kuchen und ihr Fleisch – es macht zwar sauer, doch es schmeckt doch so gut und was soll's: „Ich bin ja jetzt basisch".

Der Körper entsäuert sich über den Urin. Wenn diese Säure basisch gemacht wird, sagt das nichts über den Basen-Säuren Wert innerhalb der Körperzelle aus. Das, was entsäuert werden muss, ist die Zelle! Die Säure in den Zellen ist aber nur schwer messbar, doch mit dem Dunkelfeldmikroskop kann das Blut untersucht werden. Die Beschaffenheit der roten Blutkörperchen zeigt unter anderem an, wie es um die Übersäuerung der Zellen steht.

Was verursacht Übersäuerung?

- Alle erhitzten, gegarten, gekochten, gebratenen, gebackenen Speisen, industriell hergestellte Nahrungsmittel, der isolierte Industriezucker, erhitztes Fett – kurzum alles, was in irgendeiner Form denaturiert und weiterverarbeitet ist, ob fabrikgepanscht oder zu Hause im Kochtopf.
- Falsche Lebensmittelkombinationen tragen zur Übersäuerung bei (wenn man durcheinander isst, stärkehaltige Lebensmittel mit säurehaltigem Obst oder mit anderen Speisen mischt oder wenn man zu spät abends noch isst).
- Fleisch und alle tierischen Produkte säuern stark. Allein Fleisch wegen der Harnsäure, für deren Abbau wir keine Enzyme (so wie das fleischfressende Raubtier) haben. Auch die Angst- und Stresshormone im Fleisch der getöteten Tiere machen sauer.
- Kaffee, Zigaretten, Alkohol und andere Genussgifte und Drogen tragen übrigens auch dazu bei.
- Hinzu kommen auch psychische Belastungsfaktoren, wie Stress, Ärger, Ängste, Schlafdefizit, sowie belastende Gedanken und Gefühle.

- Alte Gewohnheiten, die mit den Jahren sauer werden.
- Wie sauer ist Ihr Umfeld?

TIPP!

- Spät abends nichts mehr essen! (Säure der unverdauten Nahrung)
- Gut kauen ist wichtig!

Übersäuerung führt im psychischen Bereich zu verstärkter und vermehrter Überreiztheit, Aggressivität, depressiven Verstimmungen, Müdigkeit, Schlappheit, Lustlosigkeit, Trägheit und Schlafstörungen.

Was können Sie tun?

- **Körperlich:** Der Übersäuerung kann man ganz einfach Herr werden, indem man unverarbeitete, unerhitzte, frische und ausgereifte Bio-Lebensmittel isst und die richtige Lebensmittelkombination einhält oder zumindest den Anteil daran in der täglichen *Ernährung* wesentlich erhöht. (Unreife Früchte säuern auch!) Ein mangelhaftes Wissen über Ernährungssünden und einfache Stoffwechsel-Vorgänge im Körper (welche Lebensmittel Schaden anrichten können und was uns wirklich gut tut), ist nicht verwunderlich, denn weder Gesellschaft noch Eltern haben dieses umfangreiche Wissen. Wer will schon wissen, wie eine Gurke verstoffwechselt wird, wenn doch das Schnitzel so lecker schmeckt? Was sollen Ärzte, Apotheken und Pharmakonzerne mit gesunden Menschen anfangen? Ernährungslügen sind gezielt gesetzte Aufrufe und Erinnerungen, um den kranken Menschen nicht aussterben zu lassen. Und wer will schon Rohköstler oder Früchte-Junkeys? Würden alle Menschen wirklich gesund leben, würden gesamte Industriezweige zusammenbrechen. Wer das Bedürfnis hat, seine Ernährung zu verändern, nehme sich Folgendes zu Herzen: Jede Umstellung geschieht Schritt für Schritt, um den Körper langsam umzugewöhnen. Radikale Veränderungen sind nicht empfehlenswert, da der Körper sich auch an gesunde Kost erst gewöhnen muss. Wichtig ist, nichts zu erzwingen und sich dabei wohl zu fühlen. *Wenn ich mich nicht zu 100 Prozent damit identifiziere, dann kann es auch nicht gut für mich sein. Auch ein „künstlicher Zwang" kann sauer machen!*

- **Bewegung!** Täglich – *so viel wie möglich.*

- **Geistig:** Übersäuerung unter Beibehaltung der alten, ungesunden Ernährungs-, Lebens- und *Denkweisen* mit irgendwelchen Gegenmitteln zu bekämpfen und zu neutralisieren wäre genauso, wie wenn man bei Krankheiten, die ja ein Signal dafür sind, dass der Körper einen Selbstheilungsprozess einleiten will, Medikamente einnimmt und damit nur die Symptome kurzzeitig unterdrückt. Symptome, die einen plagen, bekämpfen, erneute Symptome bekämpfen et cetera, – diese Vorgehensweise erfreut sich großer Beliebtheit, ist jedoch Schwerstarbeit für den Körper und kann nur aus Unwissenheit praktiziert werden. Es ist so, als ob Sie bei Haarausfall in den Spiegel sehen und den Spiegel einfach schwarz anmalen würden. Sie sehen sich zwar nicht mehr, doch wenn Sie nach Monaten in einen anderen Spiegel schauen, dann gibt es ein böses Erwachen. Das Basenpulver zwingt den Körper dazu, „gute" Werte zu liefern. Es ist ein erster Schritt, doch bis zur dauerhaften basischen Zelle bedarf es schon noch ein paar Schritte mehr. Wer ungesunde und unüberlegte Ernährung beibehalten und das dauerhaft nur mit Basenpulver ausgleichen will, darf sich nicht wundern, wenn sich Krankheitsherde im Körper so richtig wohl fühlen und hochgezüchtet werden.

Die Übersäuerung zeigt an, dass der Körper auf Hochtouren arbeitet und sich ständig in einem Prozess befindet, in dem er versucht, sich von den Folgen einer unbewussten Lebensform zu befreien, die Geist, Körper und Seele schadet.

Wertvolle Tipps zum Thema Übersäuerung

1. ERNÄHRUNG

Es gibt viele wunderbare Ernährungsratgeber, doch kurz zusammengefasst kann man sagen, dass Früchte, die ein Übermaß an Sonne genießen, wohl das Lebendigste und Kraftvollste sind, was wir unseren Zellen zukommen lassen können. Nur wenige Menschen wissen, dass der Körper besonders „Grünzeug" ganz leicht basisch verstoffwechseln kann. Beim Obst sei gesagt, dass alles Rote und Reife wohl am bekömmlichsten ist. Natürlich ist es für die heutige Zivilisation nicht so einfach, die Ernährung umzustellen und das Ganze auch noch mit Alltag, Familie und Job zu kombinieren. Doch ersetzt man auch nur eine Mahlzeit am Tag durch Obst und nimmt zusätzlich einen hohen Anteil an

Gemüse in den Speiseplan auf, hat man schon einen großen Schritt Richtung Gesundheit getan.

Ernährungsumstellung plant man nicht. Sie ist vielmehr ein natürlicher Prozess, der sich dem Bewusstsein anpasst!

Bauernregel zum richtigen Verzehr von Obst:

- Eine Mahlzeit am Tag
- Einen Tag in der Woche
- Eine Woche im Monat
- Einen Monat im Jahr

Legen Sie immer mal wieder einen Obsttag ein. Auch Obstfasten oder eine Obstwoche empfehlen sich, um den Körper zu reinigen und zu entsäuern. Kaum einem Menschen wird es gelingen, sich nur basisch zu ernähren. Ausgewogen sollte es sein und bekömmlich.

2. TRINKEN

Basisches Wasser entzieht den Zellen die Säure (siehe Wasser Seite 73). Verwenden Sie es zum Trinken und zum Kochen. So hat die eingelagerte Säure keine Chance, das Immunsystem zu schwächen und einen Nährboden für Krankheiten zu bilden. Damit geht es der Säure in den Zellen endgültig an den Kragen.

3. ÜBERGEWICHT

Fett ist eingelagerte Säure! Wer ein paar Wochen auf tierische Nahrungsmittel verzichtet, wird sehr rasch Fett abbauen. Wer nur basisches Wasser trinkt, bei dem werden ebenfalls die Pfunde purzeln.

4. SORGEN, STRESS UND ÄNGSTE, STÄNDIGES NACHDENKEN UND UNWOHLFÜHLEN TRAGEN EBENFALLS ZUR ÜBERSÄUERUNG BEI

Es empfiehlt sich, Gedankenstille zu praktizieren, Gedanken zu beobachten und Entspannungsübungen wie Meditation, Atemtechnik, Yoga et cetera durchzuführen. Überprüfen Sie bei sich *Lebenssituation, Umfeld, Beruf, Partnerschaft usw. Alle disharmonischen Umstände und Unstimmigkeiten sind Stress für die Seele, der sauer macht.*

Wie können Sie den Körper bei Übersäuerung noch zusätzlich unterstützen?

1. SCHÜSSLERSALZE

Nr. 9 Natrium phosphoricum (D 6)

Dieses Salz ist bekannt dafür, dass es überschüssige Säuren neutralisiert. Da Heilungsprozesse durch Übersäuerung wesentlich langsam vor sich gehen, empfiehlt es sich, den Säure-Basen-Haushalt zu kontrollieren. Das Salz wirkt stoffwechselanregend und erhält das Säure-Basen-Verhältnis im Gleichgewicht.

Anwendung: 10 bis 30 Tabletten am Tag (im Mund zergehen lassen oder in Wasser aufgelöst einnehmen)

Nr. 23 Natrium bicarbonicum (D 6)

... ist das zweite Salz zur Entsäuerung, da der Körper auch bei der Ausscheidung unterstützt werden muss. Das Salz regt Stoffwechsel und Bauchspeicheldrüse an. Außerdem bindet es die überschüssige Säure im Körper.

Anwendung: 10 bis 30 Tabletten am Tag (im Mund zergehen lassen oder in Wasser aufgelöst einnehmen)

2. BASISCHE TEES

Brennnessel, Birkenblätter, Salbei, Schafgarbe, Schachtelhalm und Wermut – diese Heilkräuter bauen Säure in den Zellen ab.

3. BASENSUPPE

Schneiden Sie basisches Gemüse, wie zum Beispiel Bohnen, Kartoffeln, Sellerie und Zucchini klein und lassen Sie es circa 15 Minuten schwach köcheln.

4. BASENBAD

Dauer: 60 Minuten. Circa alle 10 Minuten mit einem Waschlappen die Haut abreiben. Es haben sich auch basische Auslaugebäder mit Badezeiten bis zu 180 Minuten bewährt.

5. BASENSITZBAD

Dauer: 15 bis 30 Minuten. Während der warmen Jahreszeiten zur Erfrischung für fünf bis 10 Minuten bei 25 bis 27 °C Wassertemperatur. Anschließend an der Luft trocknen lassen.

6. BASISCHE DUSCHE

Geben Sie nach dem Abduschen oder Abseifen basisches Badesalz auf einen Waschlappen und reiben Sie damit den ganzen

Körper ab. Nach etwas Einwirkzeit wird kurz übergebraust oder man lässt das basische Wasser an der Luft wegtrocknen.

7. BASISCHES FUSSBAD

Der Fuß ist eine Hilfsniere. Wer ein warmes Fußbad nimmt, tut sich wirklich etwas Gutes. Dauer 30 bis 60 Minuten Dauer, Auslaugebad bis zu drei Stunden. Wer es verträgt, kann auch Wechselbäder machen und von Kalt auf Warm wechseln. Achtung: Nicht für jedermann geeignet!

8. BASISCHES HANDBAD

Täglich morgens ein basisches Handbad, macht die Hände schön und gepflegt. Dauer: drei bis fünf Minuten. Geben Sie eine Messerspitze basisches Salz in kaltes Wasser (Handwaschbecken nutzen). Die Entschlackung kann mit Fingergymnastik unterstützt werden.

9. BASISCHE SALZZAHNPFLEGE

Damit können Sie Karies vorbeugen. Reiben Sie etwas basisches Salz (mit dem feuchten Zeigefinger aufnehmen) über die Zähne und das Zahnfleisch und putzen Sie sich ganz normal die Zähne. Danach gut spülen. Mit einer Prise des Salzes, die Sie in den Zahnputzbecher geben, können Sie anschließend gurgeln und spülen. Wirkt sozusagen desinfizierend und beugt Entzündungen vor. Auch bei Halsschmerzen ist das Gurgeln empfehlenswert.

Nahrungsmittel-Tabelle basischer und säurebildender Lebensmittel:

Die Tabelle zeigt das ungefähre relative Potenzial an Alkalität/Basizität (+) bzw. Säuregehalt (–) pro 30 Gramm an. Je niedriger die Zahl, desto säurebildender die Lebensmittel und umgekehrt.

Lebensmittel, die Sie bedenkenlos essen können

Gemüse	
Rosenkohl	+0,5
Erbsen, reif	+0,5
Spargel	+1,3
Schwarzwurz	+1,5
Weißkraut (Märzernte)	+2,0
Kopfsalat	+2,2
Zwiebel	+3,0
Blumenkohl	+3,1
Weißkohl	+3,3
Weißkraut (Dezemberernte)	+4,0
Wirsingkohl	+4,5
Feldsalat	+4,8
Erbsen, frisch	+5,1
Zucchini	+5,7
Rotkohl	+6,3
Rhabarber (Stängel)	+6,3
Lauch (Zwiebeln)	+7,2
Wasserkresse	+7,7
Spinat (Märzernte)	+8,0
Schnittlauch	+8,3
Grüne Bohnen	+11,2
Sauerampfer	+11,5

Spinat (außer Märzernte)	+13,1
Knoblauch	+13,2
Sellerie	+ 13,3
Kohlsalat, frisch	+14,1
Endivie, frisch	+14,5
Cayenne-Pfeffer	+ 18,8
Löwenzahn	+22,7
Kamutgras	+27,6
Gerstengras	+28,1
Sojasprossen	+29,5
Gekeimte Rettichsamen	+28,4
Alfalfagras	+29,3
Gurke, frisch	+31,5
Weizengras	+33,8
Wurzelgemüse	
Kartoffeln	+2,0
Weißer Rettich (Frühling)	+3,1
Steckrübe	+ 3,1
Kohlrabi	+5,1
Meerrettich	+6,8
Weißrübe	+8,0
Karotte	+9,5
Rübe	+11,3
Roter Rettich	+16,7
Schwarzer Sommer-Rettich	+39,4
Früchte	
Limette	+8,2
Zitrone, frisch	+9,9
Tomate	+13,6
Avocado (Protein)	+15,6

Nicht-gelagerte organische Getreide und Hülsenfrüchte	
Buchweizen-Schrot	+0,5
Dinkel	+0,5
Hirse	+ 0,5
Linsen	+0,6
Sojamehl	+2,5
Tofu	+3,2
Limabohnen	+12,0
Sojabohnen, frisch	+12,0
Weiße Bohnen	+12,1
Granuliertes Soja	+12,8
Sojanüsse	+26,5
Soja-Lecithin (pur)	+38,0

Nüsse	
Paranuss	+0,5
Mandeln	+3,6

Samen und Kerne	
Sesamkerne	+0,5
Kreuzkümmelsamen	+1,1
Fenchelsamen	+1,3
Leinsamen	+1,3
Kümmelkörner	+ 2,3
Sonnenblumenkerne	+5,4
Kürbiskerne	+5,6
Weizenkern	+11,4

Fette (frische, kalt gepresste Öle)	
Oliven-Öl	+1,0
Borretsch-Öl	+3,2
Leinsamen-Öl	+3,5
Nachtkerzen-Öl	+4,1

Lebensmittel, die Sie nur reduziert essen sollten

Fisch	
Süßwasserfisch	-11,8
Früchte (nach Saison, in geringen Mengen)	
Hagebutte	-15,5
Ananas	-12,6
Mandarine	-11,5
Banane, reif	-10,1
Birne	-9,9
Pfirsich	-9,7
Aprikose	-9,5
Papaya	-9,4
Orange	-9,2
Mango	-8,7
Tangerine	-8,5
Johannisbeere	-8,2
Kiwi, reif	-7,7
Trauben, reif	-7,6
Preiselbeeren	-7,0
Schwarze Johannisbeere	-6,1
Erdbeere	-5,4
Heidelbeere	-5,3
Himbeere	-5,1
Pflaume	-4,9
Dattel	-4,7
Kirsche, süß	-3,6
Honigmelone	-2,5
Grapefruit	-1,7
Wassermelone	-1,0
Kokosnuss, frisch	+0,5

Kirsche, sauer	+3,5
Banane, unreif	+4,8

Nicht-gelagerte Getreide	
Brauner Reis	-12,5
Weizen	-10,1

Nüsse	
Walnuss	-8,0
Macadamianuss	-3,2
Haselnuss	-2,0

Fette	
Sonnenblumenöl	-6,7
Kokosnussmilch	-1,5

Lebensmittel, die Sie weitgehend meiden sollten

Fleisch, Geflügel und Fisch	
Schwein	-38,0
Kalb	-35,0
Rind	-34,5
Meeresfisch	-20,0
Hühnchen	-18,0 (bis -22)
Eier	bis -22
Austern	-5,0
Leber	-3,0
Organfleisch	-3,0

Milch und Milchprodukte	
Hartkäse	-18,1

Quark	-17,3
Sahne	-3,9
Homogenisierte Milch	-1,0
Brot, Gebäck (gelagertes Getreide)	
Weißbrot	-10,0
Helles Gebäck	-6,5
Schrotbrot	-6,5
Vollkornbrot	-4,5
Roggenbrot	-2,5
Nüsse	
Pistazien	-16,6
Erdnuss	-12,8
Cashewnuss	-9,3
Fette	
Margarine	-7,5
Mais-Öl	-6,5
Butter	-3,9
Süßigkeiten	
Künstliche Süßstoffe	-26,5
Schokolade	-24,6
Weißer Zucker	-17,6
Rübenzucker	-15,1
Melasse	-14,6
Zuckerrohr-Saft	-18,0
Gerstenmalz-Sirup	-9,3
Fruktose	-9,5
Milchzucker	-9,4
Brauner Reis-Sirup	-8,7
Honig	-7,6

Würzmittel	
Essig	-39,4
Sojasoße	-36,2
Senf	-19,2
Mayonnaise	-12,5
Ketchup	-12,4

Getränke	
Hochprozentiger Alkohol	-38,7
Fruchtsaft (gesüßt)	-33,6
Tee (schwarz)	-27,1
Bier	-26,8
Kaffee	-25,1
Wein	-16,4
Fruchtsaft (abgepackt, natur)	-8,7

Sonstiges
Dosennahrung
Verarbeitete Lebensmittel
Mikrowellen-Gerichte

Quelle: www.balance-ph.de („Back To The House Of Health" von Shelley Redford Young, aus dem Englischen übersetzt)

Der große „Sauer macht krank“-Test

		JA	NEIN
1.	Haben Sie wenig Stress?		
2.	Müssen Sie fast nie Überstunden machen?		
3.	Arbeiten Sie weniger als acht Stunden am Tag?		
4.	Verstehen Sie sich gut mit Ihren Arbeits-Kollegen?		
5.	Haben Sie ein gutes Verhältnis zu Ihrem Vorgesetzten?		
6.	Fühlen Sie sich mit Ihrer Arbeit wohl?		
7.	Sind Sie mit Ihrer Aufgabe zufrieden?		
8.	Würden Sie Ihrer jetzigen Tätigkeit gerne noch einige Jahre nachgehen?		
9.	Ist Ihre Arbeitsstelle näher als eine Fahrstunde von Ihnen entfernt?		
10.	Gehen Sie nach Wochenenden oder freien Tagen gerne wieder arbeiten?		
11.	Haben Sie eine Partnerschaft?		
12.	Sind Sie darin zufrieden und fühlen Sie sich wohl?		
13.	Streiten Sie eher selten?		
14.	Ist Eifersucht ein Fremdwort für Sie?		
15.	Haben Sie das Gefühl, dass Sie sich ausreichend mit Ihrem Partner unterhalten?		
16.	Teilen Sie Ihre Gefühle mit?		
17.	Möchten Sie noch lange in dieser Partnerschaft leben?		
18.	Fühlen Sie sich geborgen?		
19.	Fühlen Sie sich verstanden?		
20.	Fühlen Sie sich frei und uneingeschränkt?		
21.	Unternehmen sie viel gemeinsam?		
22.	Ist der Kontakt zu Ihrem Vater gut?		
23.	Ist der Kontakt zu Ihrer Mutter gut?		
24.	Ist der Kontakt zu allen Ihren Kindern gut?		
25.	Ist der Kontakt zu Ihren Freunden gut?		
26.	Haben Sie auch regelmäßig Zeit für sich?		

		JA	NEIN
27.	Sind Sie am Abend noch fit und munter?		
28.	Schauen Sie gar nicht fern?		
29.	Sind Sie voller Energie und Tatendrang?		
30.	Stehen Sie morgens leicht auf?		
31.	Haben Sie viele Hobbys?		
32.	Können Sie mit Familie/Partner über das, was Sie belastet, sprechen?		
33.	Fühlen Sie sich von Ihrem Umfeld verstanden?		
34.	Mögen Sie kein Fleisch essen?		
35.	Verzichten Sie auch gerne auf Wurstwaren?		
36.	Können Sie gut Süßes entbehren?		
37.	Kochen Sie mit gesundem Salz?		
38.	Haben Sie Zucker aus Ihrem Küchenschrank verbannt?		
39.	Sind in Ihrem Kühlschrank keine Milchprodukte zu finden?		
40.	Haben Sie schon einmal versucht sich vegetarisch zu ernähren?		
41.	Schmeckt Ihnen Gemüse auch roh?		
42.	Steht viel frische Kost auf Ihrem Speiseplan?		
43.	Essen Sie weniger als viermal täglich?		
44.	Essen Sie abends lieber nichts mehr?		
45.	Essen Sie ausgewogen?		
46.	Essen Sie meistens in entspannter Ruhe?		
47.	Haben Sie regelmäßig Zeit für geregelte Mahlzeiten?		
48.	Essen Sie auch gerne alleine?		
49.	Trinken Sie zwei Liter Wasser am Tag?		
50.	Trinken Sie fast gar keinen oder sehr wenig Alkohol?		
51.	Sind Sie Nichtraucher?		
52.	Sind Sie unbesorgt?		
53.	Sind Sie oft fröhlich?		
54.	Können Sie das Nachdenken auch manchmal sein lassen?		

		JA	NEIN
55.	Können Sie über Missgeschicke hinwegsehen?		
56.	Vergessen Sie schnell wieder ein Ärgernis?		
57.	Können Sie andere so sein lassen, wie sie sind?		
58.	Versöhnen Sie sich schnell wieder?		
59.	Empfinden Sie Aussagen, die sich mit Ihren nicht decken als akzeptabel?		
60.	Können Sie ein Problem auch zur Seite stellen?		
61.	Schlafen Sie abends unbekümmert ein?		
62.	Schlafen Sie regelmäßig mehr als sieben Stunden?		
63.	Ist Ihr Körper meistens gesund?		
64.	Treiben Sie regelmäßig Sport oder Fitness?		
65.	Bewegen Sie sich drei- bis viermal Mal die Woche ausreichend?		
66.	Bewegen Sie sich viel an der frischen Luft?		
67.	Kümmern Sie sich um Ihr seelisches Wohlbefinden?		
68.	Sind Sie gerne still?		
69.	Können Sie viel Zeit mit sich selbst verbringen?		
70.	Lieben Sie Tiere?		
71.	Gehen Sie gerne in die Natur?		
72.	Haben Sie Topfpflanzen lieber als Schnittblumen?		
73.	Können Sie sich auch über Kleinigkeiten freuen?		

Wenn Sie weniger als 20 Fragen mit Nein beantwortet haben, dann dürfen Sie sich über ein sehr harmonisches Dasein freuen. Das lässt darauf schließen, dass Ihr Basen-Säuren-Haushalt zwar nicht gerade gefährdet ist, doch sollten Sie trotzdem regelmäßig Ihren ph-Wert überprüfen. Vergessen Sie nicht: Alles, was sich nicht gut anfühlt, was Sie aufregt, an Ihnen nagt, Ihnen das Lachen vergehen lässt, Ihrem Körper nicht guttut und in der Ernährung eher belastet als aufbaut, fördert und unterstützt, wird sich in Jahren oder vielleicht auch erst in Jahrzehnten bemerkbar machen.

Wenn Sie zwischen 20 und 50 Fragen mit Nein beantwortet haben, dann liegen Sie im Mittelfeld. Das bedeutet, dass Sie achtsam sein sollten. Sie müssen nicht gleich Ihr Leben ändern. Überprüfen Sie vielmehr Ihre innere Einstellung dazu und schon bald können Sie unter die 20-Punkte-Grenze fallen.

Wenn Sie mehr als 50 Fragen mit Nein beantwortet haben, dann ist nicht nur Ihr Körper so richtig sauer, sondern mit großer Wahrscheinlichkeit sind es auch Sie. Lassen Sie den Abschnitt „Heilsame Alltagsgestaltung" im letzen Kapitel der Zusammenfassung zur Alltagsgestaltung auf sich wirken, ohne etwas zu wollen oder etwas zu tun. Öffnen Sie sich einfach für Veränderungen. Das weitet die Sicht, klärt und wird nach und nach Ihr Leben harmonisieren und neu gestalten.

VII.
Das dritte Prinzip
Verdauung und Darmpflege

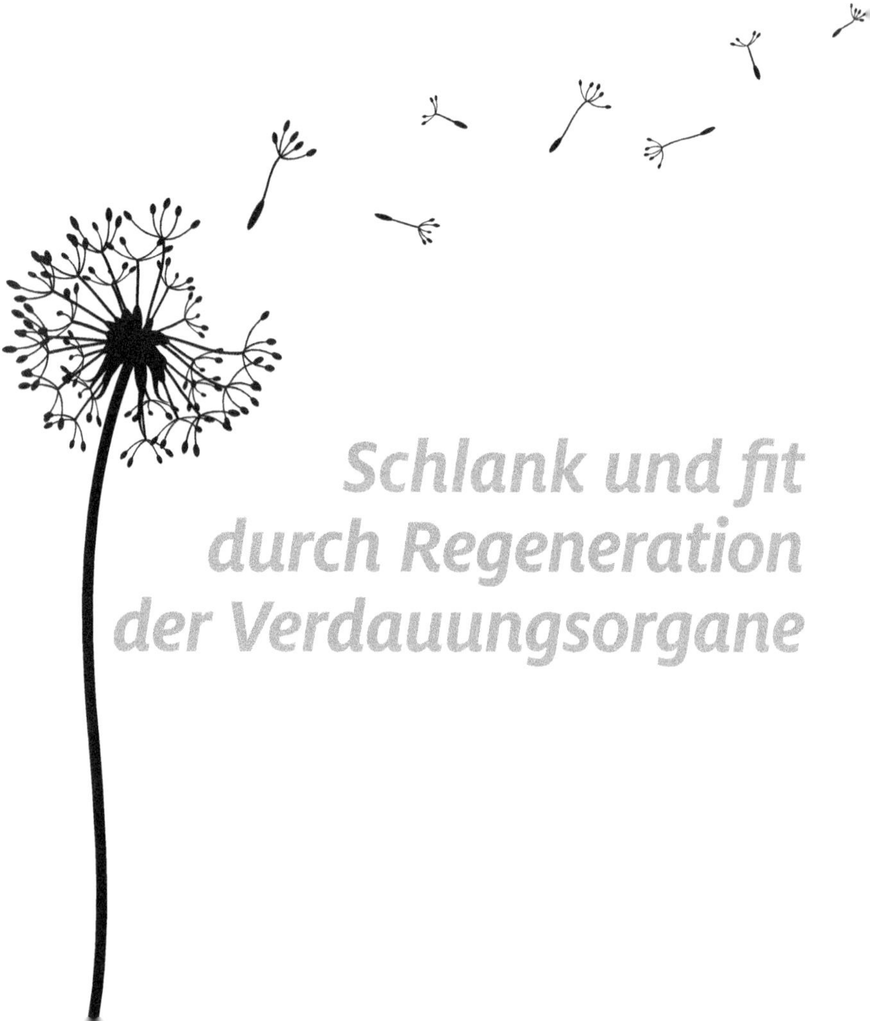

Schlank und fit durch Regeneration der Verdauungsorgane

Das dritte Prinzip des 5-Säulen-Prinzips widmet sich ganz der Verdauung und dem Darm. Wer keine funktionierende Verdauung hat, hat ein ernsthaftes Problem. Und wer schlank werden und bleiben will, der sollte eine funktionierende Verdauung aufweisen können. Vielleicht nehmen wir innenliegende und nicht sichtbare Probleme nicht so ernst, das sollten wir aber. Wer sich gesund ernährt und ausreichend bewegt, wird in dieser Hinsicht auch keine Schwierigkeiten haben.

Im alten ägyptischen „Ebers-Papyrus" wurde bereits 1.500 v. Chr. die Darmwäsche erwähnt. Hippokrates beschrieb die Verwendung des Einlaufs für verschiedenste Krankheiten im 4. Jahrhundert v. Chr. Die Darmspülung diente bei unseren Vorfahren nicht nur zur Akutbehandlung, sondern galt weitgehend als Gesundheitsvorsorge. Sie wurde nicht nur bei älteren, sondern auch bei jüngeren Menschen praktiziert. Ein gesunder Darm gewährleistet eine optimale Funktion des Immunsystems. Mit 400 Quadratmeter Kontaktfläche ist der Darm das größte Organ, um das wir uns am wenigsten kümmern.

Hunderte von verschiedenen Bakterien trägt ein erwachsener Mensch im Darm. Der obere Bereich des Darms, der Dünndarm, besitzt weniger Bakterien (circa zehn Prozent pro Milliliter des Inhaltes) als der Dickdarm. Im Dünndarm leben die Milchsäure produzierenden Bakterien und im Dickdarm sind auch Fäulnisbakterien und andere Bakterien-Arten und Hefen angesiedelt. Der Dickdarmbereich reagiert auf Veränderung der Bakterienbesiedlung nicht so empfindlich wie der Dünndarm-Bereich. Für ein gutes Gedeihen benötigen die Darmbakterien ein gewisses Klima, Chlorophyll, ungesättigte Fettsäuren und Ballaststoffe. Milchsäure und vergorenes Gemüse mögen sie besonders.

Deshalb ist es wichtig, auf die Ernährung zu achten. Die Nahrungszufuhr ist für den Aufbau oder aber auch für die Zerstörung der Darmbakterien verantwortlich. Darmbakterien sind unsere Freunde und leisten wertvolle Arbeit, indem sie unseren Organismus und seine optimale Funktion unterstützen.

Der Darm braucht Ihre Aufmerksamkeit

DER DARM VERLANGT NACH GESUNDER KOST

Jeder Mensch hat eine andere Zusammensetzung von Darmbakterien. Doch welche Bakterien tragen wir in uns? Nun, das hängt von den verschiedensten Faktoren wie Geschlecht, Alter, Lebensumstände (Umwelteinflüsse, Medikamenten-Einnahme, Suchtmittel usw.), hormonelle Bedingungen, körperlicher Zustand, Stress und vieles mehr ab. *Der wichtigste Faktor allerdings ist die Ernährung,* denn auf sie reagiert der Darm sofort und umgehend. Machen Sie doch einmal einen Versuch. Nehmen Sie ein paar Tage Babynahrung zu sich. Sie werden sehen, dass Ihr Stuhl dem eines Babys gleichen wird. Pflanzen sind dem Darm sehr ähnlich. Sobald man die Bedingungen ändert, verändert sich auch die Art der Pflanzen, das Wachstum und so weiter. Der Darm verhält sich ebenfalls so: Ändern Sie die Ernährung, dann verändert sich auch der Stuhl. Farbe, Beschaffenheit und Geruch des Stuhls sind immer von der Bakterienart und -form abhängig. Deshalb kann bereits am Stuhlgang vieles erkannt werden.

DER DARM ARBEITET UNTER SCHWIERIGSTEN UMSTÄNDEN

Verstopfung ist in der westlichen Welt ein weit verbreitetes Leiden, das immer auf die Nahrung, Ernährungsgewohnheiten und auch auf seelische Belastungen zurückzuführen ist. Verstopfung ist eine Verlangsamung der Darmpassage. Durch Fehlernährung, Stress, wiederholte Antibiotika-Einnahme, Bewegungsmangel usw. hat der Darm seine normale Tätigkeit eingebüßt. Der Darm hat gelitten und konnte seine Aufgabe nicht unter optimalen Umständen ausführen. Dadurch entstanden Verkrustungen, Verschleimungen, Verharzungen und Verklebungen. Diese Kotrückstände aller Art füllen die Darmfalten aus. Gifte entstehen, die im Körper zu Dauergästen werden. Im Laufe der Jahre werden Schichten angehäuft, die nur noch eine kleine Höhle übrig lassen.

Auch im Darm befinden sich Reflexzonen, die mit den jeweiligen Organen verbunden sind. Durch die rhythmische und wurmähnliche Bewegung werden in einem gesunden Darm die Funktionen der zugehörigen Organe positiv beeinflusst. Diese Reflexzonen können durch eine extreme Darmdeformation und Darmträgheit nicht mehr stimuliert werden, weil die natürlichen rhythmischen Massagen fehlen.

Gleichzeitig kann es durch eine Verschiebung der Mikroorganismen auch oft zu einer gesundheitsschädigenden Darmbehinderung kommen. Die im Darm angesiedelten Fäulnisbakterien, Würmer und Pilze vermehren sich überdurchschnittlich, weil sie unter diesen Umständen eine ideale Brutstätte gefunden haben. Diese ist dunkel, feucht und warm – optimal, um vor sich hin zu wuchern. Eine faulige Masse entsteht und behindert den Weitertransport im Darm. Der Dünndarm entleert sich verlangsamt und greift zu einer drastischen Notmaßnahme. Wegen seines guten Dehnungsvermögens verlängert er sich und der Dickdarm steigert dadurch ebenfalls sein Fassungsvermögen.

DIE INNERE JAUCHEGRUBE

Viele Menschen haben einen dicken Bauch. Man sagt, es läge am Alter. In der Regel ist es die Folge von mit Kot verhärteten Därmen, die einem überfüllten Mülleimer gleichen. Stellen Sie sich vor, Sie leeren wochenlang Ihren Müll nicht aus. Es stinkt erbärmlich und eines Tages würde man wohl daran ersticken. Oder vergleichen wir einen überfüllten Darm einfach mit einem Auto. Wenn Sie bei Ihrem Auto keinen Ölwechsel vornehmen, ist es ähnlich. Eines Tages wird der Motor Schaden nehmen. Ebenso beim Darm: Verschmutzte, zu lange anstehende Nahrungsfäule kann Gesundheit nicht fördern. Der Körper wird unnötig belastet und oft merken wir das zu spät. Für den Motor ist es eine Strafe, mit verdrecktem und zähem Öl zu funktionieren. Es ist dann nur noch eine Frage der Zeit, bis er stottert und aufgibt. Ein anderes Beispiel: Wenn der Kamin völlig verrußt und die Aschenschublade völlig überfüllt ist, kann der beste Ofen kein gutes Feuer mehr geben. Es dürfte dann sicher falsch sein, am Ofen selbst herumzubasteln oder den Kamin zu kürzen, weil er voller Ruß ist. Es ist doch viel einfacher, den Schornsteinfeger zu bestellen. Nach seiner Reinigung wird der Ofen wieder viele Jahre seine Dienste tun. Genau so verhält es sich mit unserem Körper.

Wenn die Därme erst einmal mit Abbauprodukten überfüllt und mit diesen Fäulnisbakterien durchsetzt sind, hat das Folgen. Blähungen, Unpässlichkeiten und massive körperliche Probleme treten auf. Wer auf Rohkost umsteigt, behauptet, dass es ihm mit Rohkost noch schlechter geht. Natürlich geht so eine Umstellung nicht von heute auf morgen und braucht eine schrittweise Umgewöhnung. Rohes Gemüse schlägt erst einmal auf den Magen, wenn man es nicht gewohnt ist und zuvor alles zu Tode gekocht hat. Wenn man vorrangig leblose Baustoffe zu sich genommen hat, kann sich nichts mehr regen. Der Körper braucht seine Zeit, um sich zu regenerieren und um sich an frische Kost zu gewöhnen. Zu lange haben wir unseren Darm ignoriert. Es ist an der Zeit, wieder etwas für ihn zu tun.

Wussten Sie …?

… dass die Mikrowelle die Struktur und Information des Essens zerstört und Sie dadurch tote und leblose Nahrung zu sich nehmen?

GASE SIND MEHR ALS UNANGENEHM

Der gesunde Magen produziert in großen Mengen Salzsäure und Eiweiß spaltende Enzyme, damit er die Nahrung richtig aufspalten kann. Damit diese aggressive Mischung nicht die Magenwände angreift, produziert die Magenwand eine schützende Schleimschicht. Die Schleimschicht verhindert zwar, dass sich der Magen verletzt, weil sie sich zwischen Magenwand und Magensaft schiebt. Durch diese Schicht wird die Nahrung aber immer schlechter verdaut und bleibt länger im Magen liegen. Ist dies der Fall, dann geht sie zur Gärung über und Gase entstehen. Je nach Qualität der Nahrung und Nahrungsaufnahme entstehen Gase, die sich unterschiedlich ausdehnen. Fette, tierische und übersäuerte Nahrung sowie hastiges Essen haben Folgen und wirken sich auf die Gesundheit aus. Je bewusster man isst, umso weniger Schleim wird gebildet. Fazit: Je weniger Schleimbildung entsteht, umso besser funktioniert die Verdauung.

Je besser die Verdauung funktioniert, umso wohler wird sich der Körper fühlen. *Zu viele Gase sind immer ein Zeichen von falschen und hastig zu sich genommenen Mahlzeiten und mangelhafter Bewegung.*

DEN „STAUBSAUGERBEUTEL" ENTLEEREN

Der Körper braucht erst einmal Zeit sich umzustellen, *aber nicht, ohne dass er zuvor gereinigt wurde.* Wenn Sie sich einen neuen Staubsauger kaufen, legen Sie dann wieder den alten Staubbeutel ein? Die Ernährungsumstellung allein reicht nicht aus. Der Körper braucht Unterstützung, indem er entgiftet wird, um optimal ausscheiden zu können. Wird der Darm wieder mit massiven Energien wie rohen Früchten, Gemüse oder Keimlingen konfrontiert, beginnt er sich zu regenerieren und die „eingerosteten" Zahnräder beginnen sich wieder zu drehen. Rohe Nahrung ist leichter verdaulich, weil sie kürzer im Verdauungskanal verweilt. *Früchte und Gemüse sind wie ein Düsenjet, gekochte Nahrung wie ein langsamer Zug und Gebratenes, Frittiertes sowie tierisches Eiweiß verhalten sich wie ein Auto, das im Stau steht.*

Wenn rohe Nahrung zu lange im Darm bleibt, kommt es zu Gärungen. Die Darmsymbiose muss sich in einem dynamischen bakteriellen Ökosystem befinden, um erhalten zu bleiben. Sogenannte Anti-Symbiosanten wie Parasiten, Pilze, Viren, Bakterien usw. zerstören dieses Gleichgewicht. Durch diese Disharmonie wird das Darmmilieu massiv gestört.

Nur die Natur kann der Natur des Körpers helfen. Ein gereinigter Körper besitzt die Fähigkeit, aus lebendiger Nahrung zu lesen. Sie ist wie ein Schaltplan und liefert alle notwendigen Informationen und Hilfestellungen frei Haus. Die natürliche Intelligenz ist der Leiter Ihres Körper-Laboratoriums und weiß ganz genau, was ihre Aufgaben sind. Wissen Sie es auch? Beide zusammen bewirken eine einzigartige Synergie und die ist unabkömmlich, wenn die natürlichen Funktionsfähigkeiten wieder ins Gleichgewicht gebracht werden sollen. So wie Baustoffe ohne Handwerker kein Haus renovieren können, so kann auch Ihr Körper ohne Ihre Unterstützung nicht funktionieren. Sind Sie bereit, die Verantwortung zu übernehmen und Ihren Körper zu unterstützen?

DAS MÄRCHEN VOM VITAMINREICHEN FLEISCH

Wer über einen gesunden Darm verfügt, wird ein- bis zweimal täglich völlig mühelos Stuhlgang haben. Der Stuhl rutscht innerhalb von wenigen Sekunden wie von selbst heraus. Wenn Sie auch bei regelmäßiger Darmentleerung mehrere Minuten dazu benötigen, ist dies bereits ein Anzeichen von Verstopfung. Ist das auch bei Ihnen der Fall, dann ist es höchste Zeit Ihren Darm zu sanieren! Abführmittel sind keine Dauerlösung. Sie reizen den Dickdarm und beseitigen Verklebungen nicht, die das eigentliche Übel der Verstopfung sind. Abführmittel fördern durch ihre Reizung zwar einen schnellen Abtransport des Stuhls, doch am alten und harten Kot geht das spurlos vorüber.

Eine gesunde Darmreinigung hat auch einen Einfluss auf Ihren Vitamin-B-Haushalt. Eine gesunde Darmflora produziert erheblich mehr Vitamine der B-Reihe, als in der Nahrung vorhanden ist. Fleisch kann kein wirklicher Lieferant von Vitamin B sein, weil bei einer Erhitzung über 85 Grad Vitamine vollkommen zerstört werden. Oder essen Sie Fleisch in roher Form? Würden Sie das tun, würde es Ihnen nicht bekommen, da Fleisch wie sämtliche tierischen Produkte schleimbildend ist. Somit sind tierische Produkte für den Darm nicht nur eine Herausforderung, sondern ein echtes Problem. Fleisch ist weder gesund noch gut verdaulich. Es ist eine Belastung für Körper und Geist, da es eine unnatürliche Nahrungsquelle ist.

Wusstenn Sie ...?

... dass Fleisch bis zu 60 Stunden im Darm bleibt, wobei Obst und Gemüse nach nur 4 bis 18 Stunden wieder ausgeschieden wird?

DER MENSCHLICHE DARM IST EIN „PFLANZEN-DARM"

Fassen wir zusammen: Der Mensch verfügt, wie bereits erwähnt, nachweislich über einen „Pflanzenfresser"-Darm und hat deshalb Probleme, Fleisch zu verdauen. Tiere sind unsere Mitbewohner und sind nicht dazu da, um gegessen zu werden. Dies ist kein Leitsatz eines dogmatischen Vegetariers, sondern vielmehr eine Frage des Bewusstseins, wie man mit anderen Lebewesen umgeht. Es ist der Respekt vor der Gleichwertigkeit aller Lebewesen, die das göttliche Prinzip auf Erden erscheinen lässt. Woher nimmt man sich das Recht, über das Leben und die Lebensdauer einer scheinbar schwächeren, wehrlosen Gattung, die großteils auf unsere Zuwendung angewiesen ist, zu verfügen und (hin-) zu richten? Es liegt also am Bewusstsein, inwieweit ich meinen Körper durch mit Licht angereicherter natürlicher Nahrung ernähre. Diese steht mir in Hülle und Fülle zur Verfügung und wächst auf der Erde, die uns diese uneingeschränkt schenkt. Halte ich diese nicht artgerechte Fleischernährung nur deshalb aufrecht, weil es die anderen tun, weil ich so aufgewachsen bin oder weil ich mir bisher gar keine Gedanken darüber mache? Entschuldigen eine Gewohnheit und ein träger Geist Massenhinrichtungen? Sätze wie „Fleisch schmeckt gut" oder „Fleisch ist gesund" können widerlegt werden, weil uns dies nur die Industrie einreden will. Fleisch schmeckt unzubereitet und ungewürzt nach gar nichts. Kocht man es aus, stinkt es penetrant. Vitamine, die beim Kochen fast gänzlich zerstört werden, kann man auch in anderer Form zu sich nehmen. Es geht nicht um ein

Verbot oder um eine Ermahnung, sondern einfach einmal darum, hinzuspüren, inwieweit ich es ethisch vereinbaren kann.

Müssten Sie jedes Tier, das Sie verspeisen, selbst einfangen und töten, würden Sie es dann auch essen? Und hätten Sie keine Möglichkeit der Erhitzung und Würzung von Fleisch, wie würde es dann aussehen? Wie schmeckt rohes Fleisch und wie schmecken frische Äpfel vom Baum, die weder eine Zubereitung noch eine Würze brauchen? Und vor allem: Was tut Ihrem Körper gut? Gehen Sie keine Kompromisse ein, lassen Sie Ihr Denken beiseite und lassen Sie Ihr Gefühl sprechen, denn Ihre Wahrnehmung jenseits des „Nachdenkens“ weiß die Antwort bereits, bevor Sie sich die Frage gestellt haben. Vertrauen Sie auf die Signale Ihres Körpers und verlassen Sie sich auf ihn, denn er weiß, was ihm wirklich guttut und was ihm Mühe bereitet.

OHNE SAUBEREN DARM IST GESUNDHEIT NICHT MÖGLICH

Es ist eine erschreckende Tatsache, dass viele Menschen künstliche Vitamine zu sich nehmen, weil sie glauben sich damit optimal zu versorgen. Wenn ein Mensch stets künstliche, gesundheitsschädliche, chemische und wertlose Nahrung zu sich nimmt, ist es ganz klar, dass er zu Vitamin-Pillen greifen wird. Wenn Ihnen jetzt aber jemand sagt: „Reinige deinen Darm, ernähre dich natürlich, bewege dich so viel wie möglich an der frischen Luft, besinne dich auf das Wesentliche, spüre, was deinem Körper und deiner Seele guttut, und du hast alles, was du brauchst!“, klingt das dann altbacken, unmodern, lächerlich oder unglaubwürdig? Warum isst der Mensch Müll und wundert sich darüber, dass seine Müllhalde, die eine optimale Brutstätte für seine Krankheiten und sein schlechtes Erscheinungsbild ist, im Chaos versinkt? Warum geht er so lieblos mit seinem Körper um? Warum hält er sich nicht an einige wenige Grundlagen, die ganz einfach und natürlich sind? Und ihn nebenbei gesund und attraktiv erscheinen lassen?

DARMREINIGUNG, ABER WIE?

Ganz egal wie lange wir unseren Körper „missbrauchen", wir können jetzt damit beginnen, ihn langsam in die Genesung zu lenken – und das Wunder der Regeneration nutzen! Der Körper verzeiht beinahe alles. Deshalb ist es nie zu spät, ihm Gutes zu tun. Es gibt viele Möglichkeiten, den Darm zu reinigen. Genaueres dazu lesen Sie im nächsten Kapitel, in dem ich näher auf diese Thematik eingehen werde.

Welche sind die bekanntesten Darmreinigungs-Methoden?

ABFÜHRMITTEL

- Stören die Resorption der Nährstoffe im Dünndarm
- Die Dünndarmflüssigkeit mit Nährstoffen gelangt in den Dickdarm
- Durch die hohe Menge an Flüssigkeit im Dickdarm ist Durchfall die Folge
- Dehydration ist für den Organismus belastend und fördert den Alterungsprozess
- Demineralisation, Unterernährung und ein verfälschtes Hungergefühl können bei regelmäßiger Anwendung Folgeerscheinungen sein

- Es kann ein Gewöhnungseffekt eintreten
- Abführmittel wirken auf den Dickdarm ein, stören aber die Körperharmonie
- Erhältlich in der Apotheke und Drogerie

EINLÄUFE

- Verschiedene Behelfsmittel (Klistier, Klyso, Einlaufgerät usw.)
- Werden in der Regel mit Wasser oder Öl gemacht
- Ist leicht zu Hause und alleine durchzuführen
- Es tritt kein Gewöhnungseffekt ein
- Einläufe sind umständlich und reinigen den Dickdarm nur ungenügend
- Reinigen nur den Dickdarm
- Genaue Anwendung und Dauer der Methode entnehmen Sie bitte Ihrer Bezugsquelle
- Erhältlich in der Apotheke

ANWENDUNG KLYSO:

Mit dem Klyso geht eine Darmspülung ganz einfach und ohne fremde Hilfe. Füllen Sie das Waschbecken mit warmem Wasser und tauchen Sie das Ansaugventil in die Spülflüssigkeit. Durch Handruck auf den Ball wird die Flüssigkeit angesaugt und gleichzeitig wird die Luft aus dem Schlauch gedrückt. Sobald beim „Ballondruck“ das Wasser aus dem Klistierrohr fließt, wird dieses zwischen den Beinen in den After eingeführt. Das Wasser wird so lange in den Darm gepumpt, bis ein Völlegefühl beziehungsweise ein Entleerungsdruck entsteht. Danach auf die Toilette und entleeren.

TIPP!

Einläufe werden meist vormittags empfohlen, doch aus meiner Erfahrung kann ich sie für die Abendstunden empfehlen. Man sagt zwar, dass morgens die Ausscheidungsfähigkeit des Darms am größten ist, doch dies empfiehlt sich nur für „Geübte" und Menschen, die danach auch die Zeit zum Ruhen haben. Man sollte sich danach ja warm halten und entsprechend Zeit haben, um ausreichend entleeren zu können. Schließlich soll der Tagesablauf nicht beeinträchtigt werden. Wird die Reinigung abends durchgeführt, bleibt eventuell Flüssigkeit im Darm zurück und kann am folgenden Morgen entleert werden.

AYURVEDISCHES CLEANING

- Ein Pulver, das nach indischer Rezeptur hergestellt wird
- Das Pulver wird mit Wasser verdünnt und die Entleerung wird mit Yogaübungen unterstützt
- Leicht zu Hause und alleine durchzuführen
- Es tritt kein Gewöhnungseffekt ein
- Ayurvedisches Cleaning reinigt den gesamten Verdauungstrakt
- Genaue Anwendung und Dauer dieser Methode entnehmen Sie bitte der Bezugsquelle www.darmreinigung.info – Darmreinigung nach Robert Grey®

AMAZONAS DARMREINIGUNG

Diese Darmkur ist eine hochwirksame Kräuter-, Mineralien-, Vitamin-, Enzymmischung zur Entgiftung, Sanierung, Revitalisierung und Harmonisierung des Darmes. Sie ist bequem und mit wenig Zeitaufwand zu Hause durchführbar, ohne Fasten oder schwierige Diäten. Sie soll das Immunsystem stimulieren und das Wohlbefinden steigern. Sie unterstützt einen regelmäßigen Stuhlgang und fördert das Abnehmen (nur bei Übergewicht). Amazonas Darmreinigung ist auch gleichzeitig eine Mischung für die Leberreinigung, da sie wirksame Leberpflanzen enthält, welche das optimale Funktionieren der Leber unterstützen. Diese Wirkung wird durch die Kombination mit dem Regenwaldtee noch verstärkt.

Diese Darmreinigung gehört zu den preisgünstigsten und effektivsten natürlichen Darmreinigungsprogrammen auf dem Markt. Sie kann den Darm vollständig reinigen und hilft bei Verstopfung. In Kombination mit dem Regenwald-Schatztee eine sehr gründliche Entschlackung und Entgiftung und eine hervorragende Reinigung für Darm, Leber, Nieren und den gesamten Organismus.

Nähere Informationen zu diesem Darmreinigungspulver finden Sie unter: www.regenbogenkreis .de

Wann ist eine Darmreinigung zu empfehlen?

Bei Vergiftungen (Nahrungsmittel, Drogen, Alkohol, Medikamente usw.), Nieren- und Blasenleiden, Nieren- und Gallenkoliken, Migräne und Rheuma.

ACHTUNG! Bei hohem Blutdruck sollte das Pressen unterlassen werden, da bei der Darmentleerung durch übermäßiges Pressen eine Hirnblutung ausgelöst werden kann. Bei älteren und gebrechlichen Menschen ist die Darmreinigung eine wohltuende Erleichterung und verbessert den Allgemeinzustand.

VIII.
Das vierte Prinzip
Leinöl und ungesättigte Fettsäuren

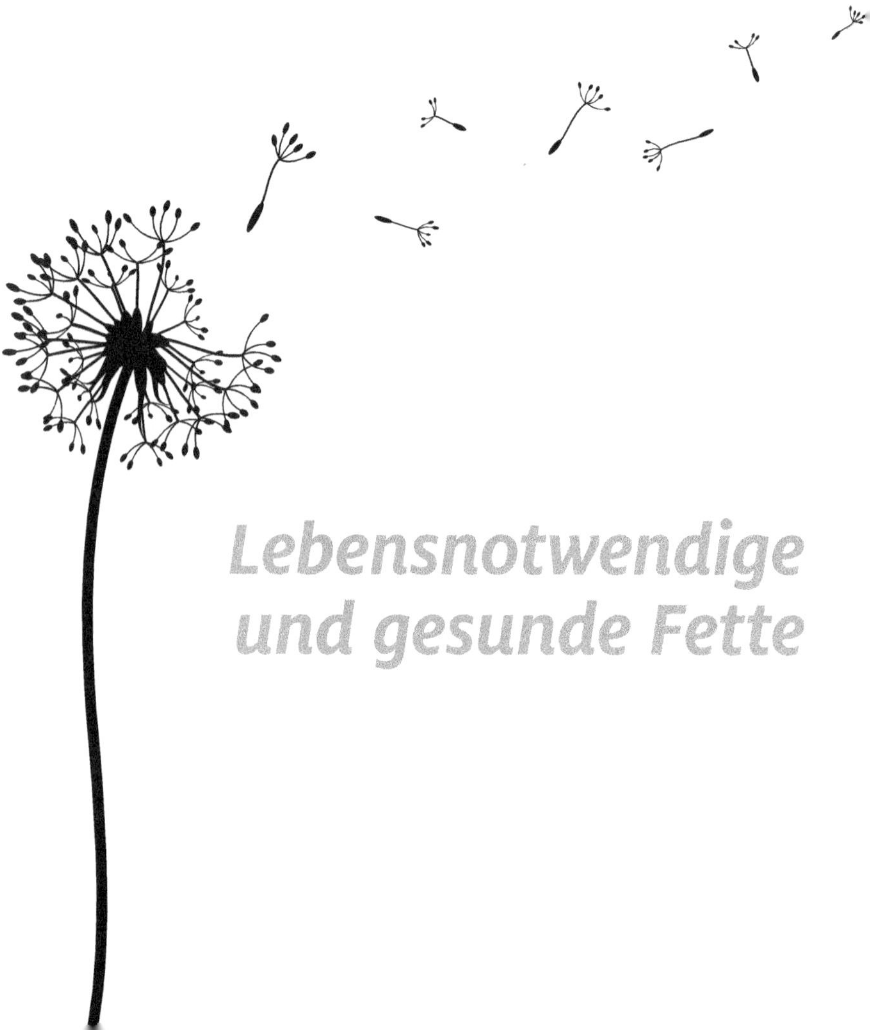

Lebensnotwendige und gesunde Fette

Das vierte Prinzip des heilsamen 5-Säulen-Prinzips ist das äußerst wertvolle Leinöl. In ihm steckt eine besondere Kraft an lebendigen Lebensmitteln. Das Leinöl ist die Königin unter den Ölen und natürlich sind ungesättigte Fettsäuren allgemein das A und O, um schlank zu werden und zu sein!

Da Leinöl durch ein besonderes Verfahren hergestellt und auch nicht erhitzt wird, bleiben seine wertvollen Inhaltsstoffe erhalten. Biologisches Leinöl ist ein Vollwertprodukt, bei dem im Gegensatz zu den sogenannten „toten" Lebensmitteln nichts zerstört wurde. Leinöl verringert das Herzinfarkt fördernde Cholesterin und macht die Adern elastischer. Die Wahrscheinlichkeit, dass sich die Blutplättchen, die zu Verklumpungen neigen, verkrusten, wird durch das Leinöl verringert. Es beugt damit gefährlichen Blutgerinnseln vor und senkt den Blutdruck. Es wird von der alternativen Medizin bei Krebs empfohlen. Kurz gesagt: Eine Gesundheitsbombe, der man nicht aus dem Weg gehen sollte. Einen Großteil dieser positiven Wirkungen verdankt das Leinöl der Alpha-Linolensäure.

ESSENZIELLE, KURZKETTIGE ALPHA-LINOLEN-OMEGA-3-FETTSÄUREN

Lange Zeit hat man dem Mangel an *essenziellen, kurzkettigen Alpha-Linolen-Omega-3-Fettsäuren,* die vor allem ausreichend im Leinöl vorhanden sind, wenig Aufmerksamkeit geschenkt. Mit der heutigen Sichtweise und den empfindlichen Diagnose-Möglichkeiten hat man herausgefunden, dass ein Mangel viel häufiger vorkommt und für sehr viele Symptome verantwortlich ist. Diese Fettsäuren sind bei der Gehirnentwicklung und den Gehirnfunktionen des Menschen von besonders großem Nutzen.

Die Hälfte des Gewichts des Gehirns, des fettreichsten Organs in unserem Körper, besteht aus mehrfach ungesättigten essenziellen Fettsäuren. Auch ein gut funktionierendes Immunsystem benötigt täglich diese Fettsäuren, um den permanenten biochemischen Marathonlauf gegen Viren, Bakterien, degenerative Zellen et cetera zu bewältigen.

LEINÖL IST EIN LEBENDIGES VOLLWERTPRODUKT

„Eine Veränderung der Ernährungs-Gewohnheiten mit einem großen Anteil von vitaminreichen Früchten, Gemüse und einer deutlichen Steigerung des Verzehrs von Leinöl ist ohne Zweifel ein geeignetes Mittel, um sich vor vielen Zivilisations- und Wohlstands -Krankheiten wie auch Krebs zu schützen." (frei zitiert nach Prof. Dr. med. Richard Béliveau und Dr. med. Denis Gingras: „Krebszellen mögen keine Himbeeren").

Leinöl macht glücklich und froh, weil es auch die Nervenzellen optimal aufbaut. Und ungesättigte Fettsäuren machen nicht dick!

Schon in den 1950er-Jahren haben zahlreiche Wissenschaftler die in Mode gekommenen gehärteten und haltbar gemachten Fette erforscht und auf die Krebsförderung unentwegt aufmerksam gemacht. Besonders Frau Dr. Johanna Budwig, Begründerin der Öl-Eiweiß-Kost, Biochemikerin und Physikerin, hat große Anstrengungen unternommen, damit eine Verbreitung des Leinöls in der täglichen Nahrung voranschreiten kann. Sie konnte mit ihrem „Budwig-Brei", auch bekannt als „Budwig-Müsli", vielen Krebskranken helfen (Rezept siehe Seite 177).

Kurzum, die essenziellen, mehrfach ungesättigten Fettsäuren (besonders die Alpha-Linolen-Omega-3), die im Leinöl enthalten sind, sind für alle Körperfunktionen und die Regeneration der Zellen von allerhöchster Wichtigkeit!

Gehalt an Alpha-Linolensäure = Omega-3-Fettsäuren

Leinöl: 49 Prozent
Hanföl: 20 Prozent
Rapsöl: 10 Prozent
Olivenöl: 1 Prozent
Sonnenblumenöl: 0,5 Prozent
Distelöl: 0,5 Prozent

UNWISSENHEIT IST UNGESUND

Über Jahrzehnte hat man die industriellen, langkettigen gesättigten Transfettsäuren als Öle und gehärtete Fette bedenkenlos konsumiert. Seit Kurzem muss die Nahrungsmittel-Industrie die funktionsuntüchtigen Transfettsäuren auf ein Minimum reduzieren, da sie bewiesenermaßen Krebs und andere chronisch entzündliche Leiden erzeugen. Was sind Transfettsäuren? Die von der Nahrungsmittel-Industrie verarbeiteten Fette/Öle werden nicht mehr ranzig, sind daher lagerungsfähig, erhitzt (über 200 Grad Celsius für eine bessere Ausbeute), raffiniert, gebleicht und entdeodoriert. Die chemische Zusammenstellung der mehrfach ungesättigten Ölmoleküle wird verändert und passt nicht mehr als Baustein in die biochemische Architektur unseres Körpers. Der Natur unbekannte Fettsäuren sind zellschädigend. Insbesondere die essenziellen wasserlöslichen mehrfach ungesättigten *Alpha-Linolen-Omega-3-Fettsäuren* im Leinöl reagieren sehr empfindlich auf Licht, Sauerstoff und Wärme. Sie werden dadurch schnell ranzig und verändern den Geschmack.

Jede Erwärmung über 45 Grad zerstört wertvolle Substanzen und über 80 Grad Celsius werden sie sogar giftig für den Organismus. Das Leinöl muss nach der Kalt-Pressung wie frische

Früchte, Milchprodukte und Gemüse behandelt werden, das heißt kühl lagern und bald konsumieren. So erhält das sehr wertvolle Leinöl keinen Eigengeschmack und lässt sich zu herrlichen Gerichten mit verwenden.

DAS CHOLESTERIN

Es gehört chemisch zu den Steroiden, einer Untergruppe der Fette, eine wichtige Ausgangssubstanz für Hormone, die Herstellung von Vitaminen und Gallensäure et cetera. *In der pflanzlichen Nahrung gibt es kein Cholesterin, nur in der tierischen Nahrung.* Es sollte ein Gleichgewicht zwischen dem zugeführten und dem in der Leber synthetisierten Cholesterin sein. Ist ein Zuviel an Cholesterin im Blut, wird es an den Innenwänden der Blutgefäße abgelagert. Fatale Folgen haben die Ablagerungen in den Herzkranzgefäßen (Herzinfarkt). Die schützenden HDL-Cholesterin-Transportpartikel können aus den Blutgefäßen das abgelagerte Cholesterin aufnehmen. Die LDL-Cholesterin-Transportpartikel können es überall abgeben, sind aber nicht in der Lage, überschüssiges Cholesterin aufzunehmen, sondern lagern es einfach ab, vorzugsweise in den Blutgefäßen. Der europäische Speiseplan hat zu viel tierisches Cholesterin-Arteriosklerose-Risiko!

Bei erhöhtem Cholesterinspiegel ist die Ernährungs-Umstellung ein MUSS und sollte NICHT hinausgeschoben werden. *Der Körper stellt nicht zu viel Cholesterin her – wir essen zu viel tierische Nahrung.*

Viele Betroffene nehmen diese lebensbedrohende Situation zu wenig ernst, denn die Ursache des erhöhten Cholesterinspiegels sind IMMER der Speiseplan, die Lebensweise sowie die geistige Gesinnung.

LEINÖL – ZUSAMMENSETZUNG:

Gesättigte Ölsäure	circa 10%
1-fach ungesättigte Ölsäure OMEGA-9	circa 17%
2-fach ungesättigte Linolensäure OMEGA-6	circa 15%
3-fach ungesättigte ALPHA-Linolensäure OMEGA-3	circa 51%
3-fach ungesättigte OMEGA-GAMMA-6-Linolensäure (sehr selten)	circa 0,2%

Unter anderem: Lezithin & Vitamin E, wenig Vitamin A, D und K, Mineralstoffe und Beta-Carotin.

Kurze Erläuterung zu den Fetten

Es gibt Fette, die den Organismus in seiner Tätigkeit unterstützen und sich heilend auf den Körper auswirken. Andere Fette – die wir überwiegend zu uns nehmen – sind Transfettsäuren, die man als „funktionsunfähige Fette" bezeichnen könnte. Die Lebensmittel-Industrie verarbeitet Öle zu Transfettsäuren. Durch die Erhitzung, Bleichung und Entdeodorierung entsteht ein Stoff, der für den Körper nicht nur unbrauchbar, sondern auch schädlich sein kann. Raffinierte Öle sind daher nicht empfehlenswert. Die minderwertigen Transfettsäuren wirken auf unsere Zellen störend ein. Die Folgen sind erhöhter Cholesterinspiegel, Arthritis und Gicht. Nicht zuletzt kann es sogar zu Krebs, Multipler Sklerose, Leukämie und vielen anderen Immunerkrankungen führen. Auch Rheuma, Allergien, Asthma und viele Leberleiden können durch jahrelange Zufuhr von schädlichen Fetten ausgelöst werden.

SEHR ZU EMPFEHLEN

Es gibt sehr viele Fette, die in schonenden Verfahren hergestellt werden, doch Leinöl ist Rekordhalter. Es enthält bis zu 60 Prozent lebensnotwendige Alpha-Linolensäure. Die Alpha-Linolensäure gehören den sogenannten Omega-3-Fettsäuren an. Im Pflanzenreich kommt sie nur in wenigen Ölen vor. Omega-3 zieht sich durch unser ganzes Leben, denn es lässt uns denken und fühlen. Das Leinöl gilt als wichtiger Baustein der Zell-Membrane und sorgt damit für eine Verbesserung von Flexibilität und Struktur. Die Tagesdosis von Omega-3-Fettsäuren sollte man, wenn möglich, zu sich zu nehmen. *Zwei bis drei Esslöffel Leinöl reichen aus, um den Tagesbedarf zu decken – es darf aber auch wesentlich mehr sein!* Nachdem Leinöl ein Fänger von freien Radikalen ist, wendet man es am besten äußerlich und innerlich an. So wird vorzeitiger Hautalterung entgegengewirkt. Leinöl ist das wohl beste und natürlichste Mittel gegen trockene Haut. Darüber hinaus wirkt es nicht nur entzündungshemmend – die wertvollen Fettsäuren haben auch eine wissenschaftlich nachgewiesene positive Wirkung bei den meisten großen „Volkskrankheiten". Leinöl baut die Nervenzellen auf

TIPP!

Täglich zwei bis drei Esslöffel Leinöl ist nicht nur ein Heilmittel für den Körper und eine Wohltat für die Zellen, sondern schützt auch die Haut vor dem Austrocknen. Schuppiger Haut kann hier vorgebeugt und abgeholfen werden. Essenzielle, hoch ungesättigte Fettsäuren sind für alle Funktionen des Körpers, aber auch für die Regeneration von größter Wichtigkeit. Das Leinöl ist kühl und dunkel gelagert nur einige Monate haltbar, kann dann aber noch gut für die Leder- oder Möbelpflege verwendet werden.

und hebt die Stimmung. Es kann auch vorbeugend gegen Depressionen, bei Herz-Kreislauf-Erkrankungen, bei Autoimmunerkrankungen wie Asthma oder Alzheimer helfen. Biologisches Leinöl ist ein absolutes Vollwertprodukt. Im Gegensatz zu den sogenannten „toten" Lebensmitteln wird es schonend und ohne Erhitzung zubereitet. Auf diese Weise werden seine wichtigen Inhaltsstoffe nicht zerstört.

IX.
Das fünfte Prinzip
Spirulina und Grünes

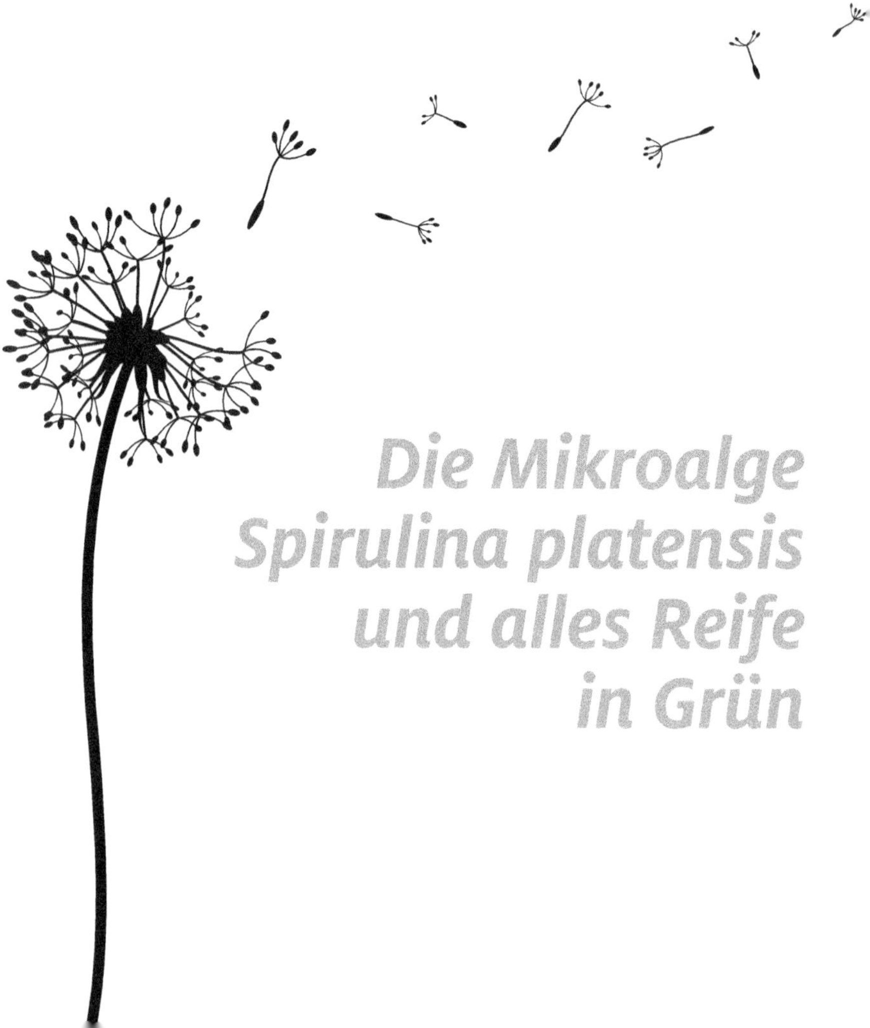

Die Mikroalge Spirulina platensis und alles Reife in Grün

Nun sind wir auch schon beim letzten Punkt des 5-Säulen-Prinzips angelangt. Hier möchte ich auf die Mikroalge Spirulina eingehen. Für den Körper ist sie wirklich ein „Wundermittel". Dazu passend sind natürlich auch kurz erwähnenswert die allgemeinen grünen Wunder der Natur, am Ende des Kapitels. Reifes Grün bei Obst und Gemüse ist ein großes Geheimnis, um schlank zu werden, zu sein und zu bleiben!

Sie ist ein Nachkomme der ersten photosynthetischen Lebensformen auf der Erde und ein einzelliger Organismus – ein probiotisches Nahrungsmittel der Superlative! Spirulina ist eine mikroskopisch kleine Alge, die Sonnenlicht in Lebensenergie umformt. Diese Lebensform entstand vor mehr als 3,6 Milliarden Jahren und deshalb trägt sie die evolutionäre Weisheit in ihrer DNA. Betrachtet man Spirulina unter dem Mikroskop, dann erkennt man die blau-grüne Farbe und lange dünne Fäden. Diese Alge kann sich sehr gut anpassen und kommt daher an vielen sonnenverwöhnten, heißen Orten vor, wo es tropische Quellen, Salzwasser und Süßwasser gibt. Wie die meisten Mikroalgen ist auch diese Alge äußerst anpassungsfähig und gedeiht auch unter extremen Bedingungen. Spirulina ist sehr leicht verdaulich und beinhaltet eine Fülle voller Nährstoffe. Das Algenwunder ist als Pulver, Tablette, Kapsel und als Zusatz in Nahrungs- und Gesundheitsstärkungsmitteln erhältlich. Bereits vor Jahrhunderten wurde diese Mikroalge Spirulina platensis von Nordafrikanern und Mexikanern regelmäßig gegessen, bei uns ist sie allerdings erst die letzten Jahre so richtig bekannt geworden. Da sie als ganzheitliche Nahrungsmittelquelle ein riesiges Potenzial aufweist und aus beinahe unerschöpflichen Ressourcen stammt, wird die Nachfrage noch steigen.

SPIRULINA-PLATENSIS-MIKROALGEN HABEN EINE HOHE SPEICHERFÄHIGKEIT FÜR LICHT (BIOPHOTONEN)

Messungen des bekannten Biophotonenforschers und Radiologen Dr. Fritz Popp ergaben, dass die Mikroalge Spirulina außergewöhnlich viele Biophotonen abstrahlt – jene Lichtteilchen, durch die Zellen miteinander Informationen austauschen und in der Zelle die Stoffwechselprozesse steuern.

SPIRULINA PLATENSIS, DER EIWEISS-LIEFERANT

Vitalstoffe aus Wasser und Sonne, das ist Spirulina platensis, kurz und bündig als die grüne Spirulina-Mikroalge bekannt. Sie bildet das fünfte und letzte Prinzip des erfolgreichen 5-Säulen-Prinzips. Spirulina ist für die Lichtregulation verantwortlich und ihre hochwertigen Proteine sind ein äußerst wertvoller Eiweißlieferant. Das Spirulina-Eiweiß enthält nicht nur alle acht essenziellen Aminosäuren, sondern auch noch neun weitere im richtigen natürlichen Verhältnis. Diese Mikroalge birgt die essenziellen Aminosäuren in einem Verhältnis in sich, wie es für eine dreidimensionale Protein-Struktur benötigt wird. Proteine tierischer Herkunft, wie Ei, Fleisch oder Milch verlieren durch die Hitzeeinwirkung die dreidimensionale biologische, energetische Mikromolekularstruktur.

„Ein gutes Steak" (so wie der Fleischesser es nennt) ist beim Verzehr bereits mindestens 20 Tage (Kadaver) alt. Ein Steak hängt für einige Wochen lang bei einer bestimmten Luftfeuchtigkeit und Raumtemperatur, um mürbe zu werden. Wer meint, vakumiertes Fleisch sei frisch, irrt. Zehn Tage und älter sind hier keine Seltenheit. Und es kommt immer wieder vor, dass Betriebe die Haltbarkeitsdaten in Eigenregie erhöhen und die Etiketten einfach überkleben. Wer Fleisch isst, sollte es also immer erhitzen.

Man spricht von Eiweiß-Denaturierung, die den komplexen Körper-Funktionen nur hinderlich sein kann. Diese artfremden, tierischen Proteine stellen den menschlichen Organismus vor schwierige Assimilations-Aufgaben. Da gewisse Substanzen nicht vollständig an- und aufgenommen werden, müssen sie im Köper überall deponiert werden. Diese Eiweiß-Überschüsse sind mitverantwortlich für viele Zivilisationskrankheiten.

Mit der Mikroalge Spirulina platensis ist der Organismus auf einfache und physiologische Weise mit wertvollen Proteinen optimal versorgt. Als Pflanze ist sie ein ganzheitliches Lebensmittel, denn sie enthält ein unglaublich hohes Gleichgewicht an Nährstoffen, das sie dazu befähigt, Leben aufrechtzuerhalten – völlig ohne weitere Nahrungsmittel.

Wussten Sie … ?

… dass etwa die Hälfte der Weltbevölkerung allergisch auf Kuhmilch (tierisches Eiweiß) reagiert?

WUSSTEN SIE NICHT?

Bei jedem tierischen Eiweißgenuss muss das Immunsystem die artfremden Proteine abwehren (Arterhaltungstrieb!). Jedes Lebewesen ist ein Unikat und duldet keine Fremdeinmischung in seine Art. Das Gleiche trifft bei einer Transplantation zu. Jedes einzelne Protein ist ein kompliziertes dreidimensionales Gebilde aus 100 bis 1.000 und mehr Aminosäuren, deren Art und Reihenfolge der Anordnung im Erbgut genetisch exakt festgelegt ist. Wichtig ist, dass wir dem Körper Aminosäuren möglichst in naturbelassener Form, ohne Erhitzen und in großer Auswahl zuführen. Diese hohen Anforderungen kann die Mikroalge

Spirulina in höchstem Maße erfüllen. Etwa 60 Prozent dieses wertvollen Eiweißes sind in der gefriergetrockneten Spirulina platensis enthalten.

DER INHALT KANN SICH SEHEN LASSEN

Viele Mineralien, essenzielle Aminosäuren, Kohlenhydrate, Enzyme und hochwertige pflanzliche Proteine sind noch nicht alles, was Spirulina zu bieten hat. Der Vitamingehalt, einschließlich B12, ist sehr hoch und liegt weit über dem von Früchten und Gemüse. Insbesondere verfügt Spirulina über einen reichhaltigen Carotinoidgehalt, vor allem Beta-Carotin. Die Carotinoide werden im menschlichen Organismus gespalten, wobei jeweils zwei Moleküle Retinol (Vitamin A) entstehen. Der Vorgang findet hauptsächlich in der Leber statt. Der damit verbundene zellprotektive Effekt ist für unseren Organismus sehr wichtig, da er in der heutigen Zeit massiven Umweltbelastungen, insbesondere freien Radikalen, ausgesetzt ist. Das Pro-Vitamin Beta-Carotin hat wichtige Schutzfunktionen.

UND DAS IST NOCH NICHT ALLES

Nur ganz wenige Natursubstanzen kombinieren ein solch breites Spektrum lebenserhaltender Stoffe. Unser Körper benötigt komplexe Wirkstoffträger mit wertvollen Substanzen in einem natürlichen Verhältnis und in nichttoxischer Konzentration. Einer der wichtigsten Inhaltsstoffe von Spirulina ist und bleibt das Chlorophyll, dessen Konzentration im Vergleich zu höher entwickelten Pflanzen zwei- bis dreifach höher ist. Chlorophyll fördert die Blutbildung umso intensiver, wenn gleichzeitig Eisen vorhanden ist. Es wirkt auch unterstützend auf die Herzmuskelkraft. Die grüne Farbe von Spirulina platensis ist Ausdruck der wichtigsten pflanzlichen Lebensvorgänge, denn erst durch das Chlorophyll gewinnt die Pflanze die wunderbare Fähigkeit, aus dem Kohlendioxid der Luft und aus dem Wasser organische Verbindungen, zunächst Stärke und Zucker, synthetisch herzustellen. Weder das Tier noch der Mensch sind zu ähnlichen biochemischen Leistungen fähig. Chlorophyll allein besitzt die Fähigkeit, das Sonnenlicht zu binden, das heißt, bestimmte Lichtquanten des gesamten Spektrums werden vom Chlorophyll resorbiert, um so den als Kohlenstoffassimilation bezeichneten Vorgang zu vollziehen, bei dem aus CO_2 und H_2O die Grund- und Baustoffe der Zucker und Stärken entstehen. Es sind also Farbstoffe und Lichtquanten, die uns die großen Nahrungsmoleküle (Energieträger) aufbauen. Bei dem komplizierten Abbau dieser großen Moleküle im Verdauungsvorgang wird die potenziell gebundene Sonnenenergie wieder frei und wirkt als kinetische (Bewegungs-) Energie im Körper.

DAS GRÜNE BIOKRAFTWERK

Die grüne Pflanze ernährt alle Lebewesen, spendet darüber hinaus den Sauerstoff, ohne den kein Leben möglich wäre, und bindet laufend das Kohlendioxid, das am Grunde unseres Luftmeeres immer allzu reichlich vorhanden ist. Wir würden ersticken, wenn die Pflanzen dieses schädliche Kohlendioxid nicht laufend zum Aufbau der Kohlenwasserstoffe (Kohlehydrate), von denen wir bevorzugt leben, benötigen würden. In unserem Körper herrschen analoge Verhältnisse. Je geringer die Aufnahme grüner Substanz (des Chlorophylls) als Nahrung, desto geringer ist auch die optimale enzymatische Bindung des Sauerstoffs. Erst eine Ernährung, die entweder bevorzugt aus der grünen Substanz besteht, zumindest aber mit einer solchen hochwertigen Substanz aufgewertet wird, sichert uns eine optimale Sauerstoffbindung.

CHLOROPHYLL – BIOKATALYSATOREN FÜR DAS IMMUNSYSTEM

Im Gegensatz zu grünen Substanzen sind Samen, wie Getreidekörner, Nüsse, et cetera, sowie Hefen und Soja, insbesondere in der üblichen industriell aufbereiteten Form, arm an Chlorophyll. Die falsche Bewertung des Chlorophylls, des kostbarsten Nahrungsbestandteils überhaupt, und sein viel zu geringer Anteil an unserer heutigen Ernährung, sind für die Zivilisationskrankheiten mitverantwortlich.

In der Entwicklungsgeschichte der Flora und Fauna der Erde werden die blau-grünen Mikroalgen als erste Chlorophyllträger, als Muttersubstanz des Pflanzenreiches angesehen. Ohne diese gäbe es möglicherweise keine Sauerstoffatmosphäre, kein grünes Blatt, keine Frucht, keine Samen, aber auch kein Tier und keinen Menschen.

MINERALSTOFFE UND SPURENELEMENTE

Die physiologische Konzentration von Eisen dürfte für Eisenmangelsyndrome (zum Beispiel Eisenmangelanämie) eine prophylaktische Bedeutung haben. Überhaupt zeigt sich, dass die Blau-Grün-Alge gerade die Hämatopoese in mehrfacher Hinsicht positiv beeinflusst. So sind mit Eisen, der Aminosäure Valin und Vitamin B12 gleich drei „Blutbildungsfaktoren" in bedeutender Menge vorhanden. Magnesium, einer der wichtigsten Mineralstoffe, gelangt hauptsächlich mit dem Chlorophyll der Nahrung in den Körper. Mit seiner Hilfe wird das wichtige Niveau der Kalziumionenkonzentration im Serum aufrechterhalten. Magnesium ist bei zahlreichen Stoffwechselvorgängen sowie für die normale Funktion der Muskulatur und der Nerven notwendig. Für Stoffwechsel und Leistung der Herzmuskelzelle ist Magnesium von entscheidender Bedeutung. Auch zahlreiche nervöse Beschwerden lassen sich auf Magnesiummangelzustände zurückführen.

Unter den in Spirulina enthaltenen Spurenelementen kommt dem Selen eine wichtige Bedeutung zu. Der Mensch kann es nicht selber bilden und ist auf die Zufuhr von außen angewiesen. Selen senkt die Toxizität einer Reihe chemischer Schadstoffe aus einer verschmutzten Umwelt, wie zum Beispiel Kadmium, Thallium, Quecksilber, Blei und Nitrit. Chronischer Selenmangel führt zu Problemen des Immunsystems. Zusammenhänge zwischen niedrigem Selenspiegel im Blutserum und verschiedenen gestörten Funktionsabläufen im Organismus sind nachgewiesen worden. Wegen des Vorhandenseins von Lithium dürfte Spirulina bei Depressiven von Interesse sein. Das seltene Vitamin B12 ist in der Spirulina-Alge zwei- bis dreimal mehr als zum Beispiel in der Rinderleber vorhanden und besitzt das 14-Fache an Beta-Carotin gegenüber den naturbelassenen Karotten.

Wussten Sie ... ?

... dass bei absolut gesunder, natürlicher und vollwertiger Nahrung der Eiweißbedarf gedeckt ist und wir KEIN Vitamin B zuführen müssen, da der Dünndarm dann sein Vitamin B wieder ausreichend selbst herstellen kann?

WIE ERFOLGT DIE EINNAHME?

Meine empfohlene Tagesmenge der Mikroalge Spirulina liegt bei circa 30 Tabletten. In der Regel werden 3 x täglich 5 Tabletten empfohlen. Auch hier zeigt meine Erfahrung, dass eine erhöhte Dosis Wunder bewirken kann. Spirulina wird zwar als Nahrungsergänzungsmittel deklariert, ist aber ein reines *Lebensmittel.* Bei einer Tagesdosis von 30 Tabletten gilt es für mich als

Nahrung. Es wird vorrangig die Wiedergewinnung, Förderung und Erhaltung der körperlichen Harmonie, von Vitalität und Leistungskraft angestrebt. Spirulina ist für jedes Alter geeignet! Als konzentrierte, bisweilen dringend erforderliche Ergänzung zur Nahrung ist ein Dauerverzehr sehr zu empfehlen. „Nebenwirkungen sind auch bei langjähriger Dauereinnahme nicht bekannt", berichten Langzeit-Studien. Die lichtvolle Pflanzeninformation der Spirulina-Alge könnte aber doch einige Nebenwirkung haben, auf die Sie nicht verzichten möchten, nämlich Gesundheit, Wohlbefinden und Leichtigkeit. Spirulina ist ein wunderbares Nahrungsergänzungsmittel, das man vorzugsweise vor den Mahlzeiten zu sich nimmt, da die Nährstoffe mit leerem Magen am besten aufgenommen werden.

Alles im grünen Bereich

ES GRÜNT SO GRÜN

Ob roh, im Salat oder als gesunder Smoothie – alles, was grün ist, ist für den Körper gesund. Dies gilt allerdings nur für das Gemüse. Bei Obst bedeutet grün *unreif* und ist daher nicht empfehlenswert. Essen Sie grün, bevor Sie für Ihre Gesundheit *rot* sehen. Je höher der Anteil an grünem Gemüse, desto wertvoller sind die Informationen für die Zellen.

Grünes Gemüse schützt die Zellen vor Schäden, die durch krebserregende Stoffe verursacht werden. Es folgen einige Gemüse mit den wichtigsten Inhaltsstoffen:

Grüner Paprika: Vitamin-C-Bombe, viele Flavonoide und Carotine, Kalium, Magnesium, Calcium. *Paprika für mehr Leistungsfähigkeit.*

Kohl: (Grünkohl, Blumenkohl): Folsäure, Vitamin C, Vitamin E, B-Vitamine und Beta-Carotin, Glucosinolate, Carotinoide, Flavonoide und Ballaststoffe, Mineralstoffe, wie zum Beispiel Eisen, Magnesium, Kalium, Calcium und Zink. *Die meisten Kohlarten können den Cholesterin- und Blutzuckerspiegel günstig beeinflussen und regulieren die Verdauung auf natürliche Weise.*

Brokkoli: gehört ebenfalls zu den Kohl-Gemüsen: Magnesium, Calcium, schützt Herz und Kreislauf, ist cholesterinsenkend, DAS Anti-Krebs-Gemüse, enthält viele Ballaststoffe. *Brokkoli ist äußerst gesundheitsfördernd.*

Erbsen: B-Vitamine, Mineralstoffe (wie Kalium, Eisen und Zink), Eiweiß. Sekundäre Pflanzenstoffe Saponine und Phytosterine (Schutz der Körperzellen). *Erbsen halten den Menschen fit und schützen die Körperzellen.*

Spargel: viele Ballaststoffe und B-Vitamine, Folsäure und eine große Portion Vitamin C (wenig Eiweiß), lebenswichtige Mineralstoffe (zum Beispiel Kalium). *Spargel galt früher als Heilmittel. Für körperliche und geistige Fitness.*

Gurke: Kalium, Vitamin C, A und E, extrem kalorienarm (besteht aus 97 Prozent Wasser), Aminosäure (Gurkensaft). *Die Gurke ist ein sehr großer Kaliumlieferant.*

Zucchini: Kalium, Provitamin A und Provitamin B1. *Zucchini enthält viele Nährstoffe und ist kalorienarm.*

Rucola (Rauke): sehr hoher Gehalt an Beta-Carotin und Glucosinolaten. *Rucola schützt das Immunsystem.*

INFO: Es wird empfohlen, die Stiele abzuschneiden, da in ihnen Nitrat gespeichert sein kann. Unser Körper wandelt Nitrat teilweise in gesundheitsschädliche Nitrite um. In jedem Fall ist es ratsam, Rucola nicht in großen Mengen zu verzehren. Verwenden Sie ihn so, wie Sie Ihren Speisen Kräuter beigeben. Eine Handvoll genügt.

X.
Die vier wichtigsten Ernährungsarten

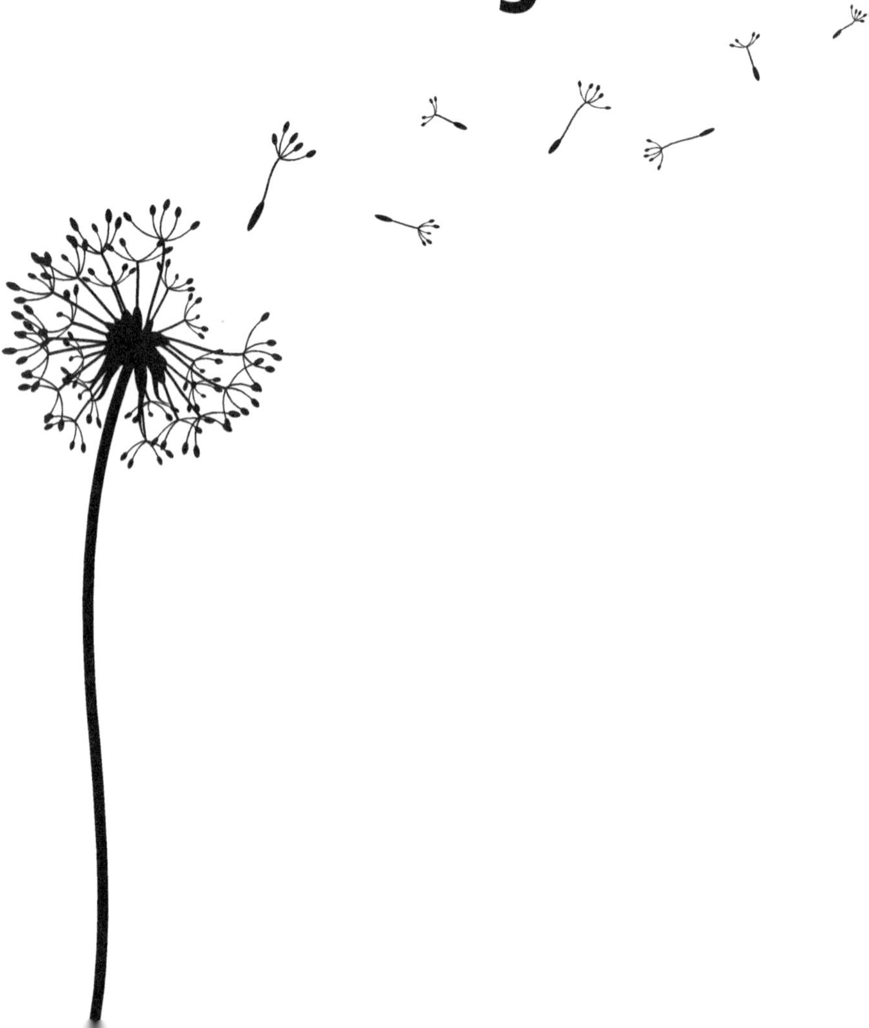

Hochenergetische Lebensmittel

KEIMLINGE, SPROSSEN UND KERNE

Das, was sich im Wachstum befindet, gedeiht in die formgebende Energie hinein. Bevor Materie entsteht, ist formgebende Energie bereits vorhanden. Die ganze Information der ausgereiften Pflanze ist im Keimenden, im Wachsenden und im Samen (Kern) bereits vorhanden. Dies gilt für alles, was in der Natur existiert. Die formgebende Energie eines Kristalls ist Bruchteile von Sekunden, bevor ein Kristall entsteht, sichtbar. Diese sichtbar gemachte Energie, die ich bereits erläutert habe, ist das „subtile organisierende Energie-Feld“ (SOEF). Aus diesen Gründen sind Keimlinge ein sehr wertvolles Lebensmittel. Bei Keimlingen essen wir in geringer Menge an Materie eine riesige Portion Energie. Diese Energie enthält hochwichtige Informationen, die der Körper liebt, braucht und dankbar sofort auswerten und einsetzen kann. Zwiebel-, Soja- und Radieschensprossen, Kresse, Sonnenblumenkeimlinge et cetera spenden pure Lebensenergie. Auch Kerne tragen die Information der gesamten Pflanze in sich. Sie sind, soweit essbar, ein wahres Geschenk für unseren Körper.

LEBENSmittel

FRÜCHTE, NÜSSE UND GEMÜSE

Eine Frucht trägt den Samen in sich. Ein Apfel kann viele Apfelbäume hervorbringen. Haben Sie sich schon einmal gefragt, woher der Apfel weiß, was er werden wird und wie er wachsen muss? Die Intelligenz der Natur ist wirklich einmalig und unergründlich. Von ihr können wir viel lernen! Früchte sind wahrlich lichtvoll, da sie von der Sonne gereift mit viel Licht bestrahlt worden sind. Demgegenüber wächst eine Karotte in der Erde, da sie eine Wurzel ist. Natürlich ist Gemüse gesund, doch besitzt es nicht die wertvollste Information, nämlich die Lichtinformation von Früchten. Der Körper kann diese unverfälschten Informationen hervorragend umsetzen. Hingegen schwächt alle „künstliche" und unnatürliche Nahrung das System. So, als wenn Sie den Tank Ihres Autos mit Milch anstatt mit dem notwendigen Treibstoff füllen – der Motor wird nicht funktionieren. Unser Körper verzeiht viel und regeneriert sich sofort, wenn er etwas Aufmerksamkeit und die richtigen Nährstoffe geliefert bekommt.

Unser Körper hält mit seinem Überlebensprogramm Dinge aus, die beinahe unglaublich sind. Die Schmerzgrenze liegt hoch und der Überlebenswille ist grundlegend so stark, dass der Körper in allen Situationen länger kämpft, als man es mit seinem Verstand nachvollziehen kann. *Deshalb sollten wir ihm das WERTVOLLSTE geben, was wir ihm geben können: Nahrung, die Licht und Energie in sich trägt.* Die enorme Vielfalt, die von der Natur verschwenderisch geliefert wird, ist die optimale Ernährungsgrundlage, um gesund, vital, schlank und fit in die Zukunft zu gehen.

Nahrungsmittel

GEKOCHTE ODER TIEFGEFRORENE LEBENSMITTEL

Wenn Sie einen gekochten, gebackenen oder tiefgefrorenen Apfel in die Erde stecken, wird daraus kein Apfelbaum entstehen können. Sobald das Leben, die Energie aus einem Lebewesen entwichen ist, beginnt ein Verfalls- bzw. Abbauprozess. Asche zu Asche, Staub zu Staub Alles beginnt wieder zu Erde zu werden. Nichts geht verloren, nur der Körper vergeht. Er ändert die Form und ist energetisch immer vorhanden, war es immer und wird es immer sein. Wenn die Natur aufräumt, herrscht Ordnung. Dieser „Zerfall" steht für eine komplette Veränderung der Molekularstruktur. Das Leben, die Polarität, das Empfinden, das Aussehen und auch die „SOEF" sind entwichen, Vergängliches hat sich zurückgezogen, ohne wirklich gegangen zu sein. Wenn die lebenserhaltenden Vitalstoffe „verdampfen", was bleibt in gekochten oder tiefgefrorenen Nahrungsmitteln noch zurück? Außer Baustoffen, Farbstoffen und eventuellen Aromastoffen ist da nichts mehr zu finden. Die veränderten Molekularstrukturen machen dem Körper zusätzlich Schwierigkeiten, da er sie weder erkennt noch zuordnen kann.

Die Verstoffwechselung ist ein hochkomplexes und kompliziertes System und kann das tote Nahrungsmittel höchstens als „Müll" deklarieren. Jetzt können Sie sagen, dass Sie das nicht so sehen. Das können Sie sagen und auch so sehen, aber Ihr Körper sieht es anders. Die Intelligenz des Körpers kann weder beeinflusst noch gesteuert werden. Der Körper weiß, was ihm guttut, ohne es bewerten oder vorher darüber urteilen zu müssen. Was nicht entsorgt werden kann, wird er als Zwischenprodukt, (Schlacke) zwischenlagern. Ist es erst mal im Körper drinnen, fällt es relativ schwer, sich wieder davon zu befreien. Deswegen sollte man vor der Nahrungsaufnahme hineinspüren, was der Körper verlangt. Handeln Sie hier nicht nach Wissen, sondern nach Ihrer Intuition. Sie wird immer die richtige Entscheidung treffen, deswegen hören Sie auf sie.

ALLE TIERISCHEN PRODUKTE, KAFFEE, ZUCKER, SCHOKOLADE, KONSERVEN, GESÄTTIGTE FETTE, ERHITZTE ÖLE UND LEBENSMITTEL SOWIE DIE, DIE BESTRAHLT ODER IN DER MIKROWELLE ERHITZT WURDEN

Je länger ein Lebensmittel gekocht, frittiert und gegrillt wird, umso intensiver wird seine Molekularstruktur zerstört. Dies kann sich sogar bis zur Giftigkeit des Erhitzten hochschaukeln. Mit toten Lebensmitteln kann der Körper nicht viel anfangen. Kaum hat er diese gegessen, wird er träge, müde und faul. Auch der Verdauungsvorgang geht träge vonstatten. Von diesem enormen Kraftaufwand bekommen wir kaum etwas mit. Jeder erwachsene Mensch ist in etwa mit gleich großen Organen ausgestattet. Ob er nun 50 oder 120 Kilogramm wiegt, spielt hier keine Rolle. Es grenzt an ein Wunder, dass der Körper die Belastung der toten Lebensmittel verkraftet und es Jahre, ja oft Jahrzehnte dauert, bis er in seiner Funktion eingeschränkt ist.

Die Nebenerscheinungen dieser Ernährung nennen wir dann Alterserscheinungen, wie zum Beispiel Gicht, Rheuma, Arthritis, Arthrose, Bluthochdruck, Diabetes et cetera. Nur wenige erkennen, dass sie sich langsam aber sicher die Krankheit angegessen haben. Wenn Blutbahnen, Lymphbahnen und Därme verstopft sind, dann ist es wohl selbstverständlich, dass der Körper mit Schmerzen, körperlichen Unstimmigkeiten und Unwohlsein reagiert. Spätestens dann sollte man mit einer Nahrungsumstellung beginnen und nicht nur

Wusten Sie …?

… dass vegane Ernährung praktizierter Umweltschutz ist?

versuchen, die Symptome abzustellen. Übergewicht ist bei solch einer Ernährungsform ja logisch. Übergewicht ist meist eine Notmaßnahme des Körpers, um Toxine, Schlacken und Ablagerungen zwischenzulagern. Wo soll er denn mit dem Abfall hin, wenn er ihn nicht verwerten und ausscheiden kann?

XI.

LEBENSmittel oder STERBEmittel?

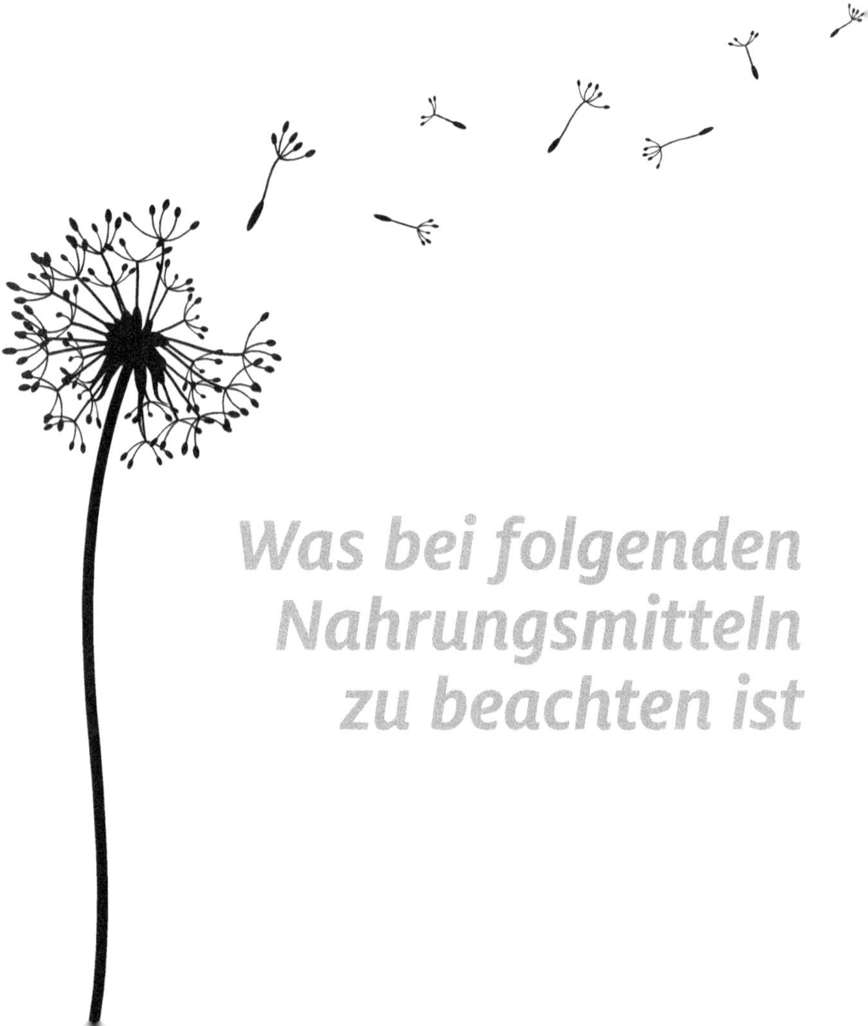

Was bei folgenden Nahrungsmitteln zu beachten ist

Milch und Milchprodukte

Die Milch hat zunächst die Aufgabe, das Knochengewebe der jeweiligen Tierart aufzubauen. Das ist von der Natur so gedacht. Das Kalb verdoppelt zum Beispiel sein Körpergewicht in den ersten 40 bis 50 Lebenstagen. Was viele Menschen nicht wissen, dass Kuhmilch circa dreimal so viel Kasein-Eiweiß wie die menschliche Muttermilch enthält. Dies muss natürlich so sein, da ein Kalb ja bis circa 750 Kilogramm heranwachsen soll. Die Milch der Kuh ist also für das Kalb bestimmt, so wie jede Tiermuttermilch für die Aufzucht des jeweiligen Tierkindes gedacht ist. Allein schon aus diesem Grund kann tierische Milch für den Menschen nicht gesund sein, weil sie nicht nach seinem „körperlichen Schaltplan" ausgerichtet ist. Ich kenne kein Säugetier in der freien Wildbahn, das am Euter eines anderen Tieres trinkt.

KUHMILCH UND MUTTERMILCH KÖNNEN UNTERSCHIEDLICHER NICHT SEIN

Die Kuhmilch unterscheidet sich von der menschlichen Muttermilch natürlich sehr stark, da die in der Milch enthaltenen Informationen ja komplett unterschiedliche Aufgaben übernehmen und andere Bedürfnisse erfüllen müssen. Kuhmilch enthält 1,5-mal mehr Eiweiß, 300-mal mehr Kasein, 4-mal so viel Calcium, aber nur halb so viel Laktose. Die Laktose ist beim menschlichen Säugling für ein schnelles Gehirnwachstum verantwortlich. Aus Laktose wird im Körper Myelin gebildet, denn ohne Myelin ist eine Gehirnzellenbildung nicht möglich. Das Kasein-Eiweiß der Kuhmilch ist für den menschlichen Eiweiß-Stoffwechsel artfremd und kann zu Störungen im Immunsystem führen. Haben Sie das gewusst? Der Tryphtophan-Gehalt von Kasein ist sehr hoch. Tryphtophan (Aminosäure) führt in hohen Mengen zu einem verminderten Serotonin-Spiegel im Blut. Was bedeutet das? Müdigkeit, Unlust, Antriebslosigkeit bis hin zur Depression können ausgelöst werden und die Ursache ist das tägliche Glas Milch, von deren Gesundheit Sie die Werbung überzeugen will. Man tut dem Kind also nichts Gutes, wenn man ihm Milch zu trinken gibt. Warum uns das keiner sagt? Es wäre das Ende eines ganzen Industriezweigs, das allerdings auch die Ausbeutung der Tiere beenden würde. Solange der Mensch nicht in die Selbstverantwortung geht und sich dieser Dinge bewusst wird, indem er sich damit auseinandersetzt, wird alles so bleiben, wie es ist. Die Milch wird der Gesundheit schaden und die Tiere werden weiterhin leiden. Wollen Sie das?

Für den Säugling ist natürlich Muttermilch am besten. Die Muttermilch enthält 2,3 Prozent Eiweiß. Es gibt kein Lebewesen, das mehr Eiweiß zu sich nimmt als ein Mensch, der sich als Säugling in seiner größten Wachstumsphase befindet. Wie sieht das bei einem erwachsenen Menschen aus? Welche Menge ist ratsam, gesund und optimal? Zwei Prozent Eiweiß in der Gesamtnahrung sind absolut ausreichend! Somit können Sie alle Bedenken in Bezug auf Eiweißmangel als Vegetarier oder Veganer vergessen. Diese Geschichte dient einzig und allein dazu, um die unnatürliche Ernährungsindustrie mit tierischen Produkten aufrechtzuerhalten. Wollen Sie das unterstützen? Es gibt unzählige Spitzensportler, die ohne tierische Produkte Höchstleistungen vollbringen und wesentlich besser abschneiden als Sportler, die immer noch im Strom der unbewussten Massenernährung mitschwimmen.

SIND SIE EIN KALB?

Stellen Sie sich vor, man würde Ihnen als Mutter die Milch abpumpen und sie verkaufen. Ihnen das Kind wegzunehmen, möchte ich hier gar nicht ansprechen, um Ihnen nicht zu nahe zu treten. Ja, das klingt abartig, aber was geschieht mit den Tieren? Der Kuh wird nach der Geburt das Kalb weggenommen. Dass eine Kuh und jedes Muttertier aber gleich fühlen wie wir und sich nicht dagegen wehren können, gibt uns nicht das Recht, uns über sie zu stellen. Unser Verhalten ist krank und unwürdig, doch der menschlichen Profitgier scheint vieles gleichgültig zu sein und weichen zu müssen. Man raubt der Kuh das Kalb, dann raubt man ihr die Milch, und deckt sie alsbald wieder, um Milch und Kalb verkaufen zu können.

Gerade weil die Tiere teilweise auf uns angewiesen sind, sollten wir ihnen ein naturgewolltes, artgerechtes und würdiges Leben schenken. Abgesehen davon hat Milch im menschlichen Körper nichts verloren und tut ihm nicht gut. Auch hier sehen wir, dass wie aus dem Nichts ein Industriezweig hochgezüchtet wurde, der mit seinen Produkten dem Menschen gesundheitlich nichts Gutes tut, dafür den Ärzten und Pharmakonzernen einen potenziellen Kunden „weiterreicht". Wann hören wir endlich auf, den Ammenmärchen, die von Machtstrukturen erfunden werden, Glauben zu schenken, und beginnen, so zu leben, wie es ursprünglich und schöpfungsgerecht gedacht ist?

MILCH BELASTET DEN KÖRPER: PROST!

Es ist immer noch umstritten, Milch als besonderen Calciumspender einzuordnen. Am besten, Sie hören auf Ihre Intuition und lassen alle anderen Meinungen beiseite. Jeder sollte für sich herausfinden, wie er sein Leben gestalten will. Dafür muss er auch Verantwortung tragen. Der Körper wird es uns ja mit den Jahren zeigen, inwieweit wir auf dem „richtigen" Weg gegangen sind. Milchprodukte brauchen wegen ihres hohen Eiweißgehalts mehr Calcium, als sie enthalten. Durch Milch und Milchprodukte kann ein Calcium-Defizit entstehen. *In der Schweiz, in Deutschland und in Holland werden weltweit am meisten Milchprodukte konsumiert. Interessant ist, dass diese Länder die höchste Osteoporose-Rate haben.* Länder oder Inseln, wo kaum oder sogar keine Milchprodukte verzehrt werden, haben auch Osteoporose nicht vorzuweisen. Diese Fakten laden durchaus zum Überdenken unserer Ernährungsgewohnheiten ein. Man kann die frühere Milchherstellung nicht mit der heutigen vergleichen. Wenn der Bauer früher die Kuh molk und er ein Glas davon trank, war das sicher auch nicht gesund. Aber heute kommt auch noch die industrielle Verarbeitung als Belastung dazu. Warum? Die Assimilierung von Kuhmilchprodukten kann zur Verschleimung des Organismus führen. Deshalb ist erhitzte (pasteurisierte) oder sogar ultrahocherhitzte Milch noch schädlicher für den Körper, als es unbehandelte Milch ist. *Würden Kälber mit dieser Milch aufgezogen, würden sie sofort krank und nach circa zwei bis drei Monaten sterben. Wäre das nicht Anlass, darüber nachzudenken, weshalb wir etwas zu uns nehmen, das für unseren Körper ungeeignet ist?* Sie geben beim Ölwechsel ja auch kein Sonnenblumenöl in den Autotank, oder?

TIPP!

Reismilch muss nicht mehr gesüßt werden und schmeckt lecker. Mandelmilch und Sojamilch in verschiedenen Geschmacksrichtungen sind willkommene und vegane Alternativen.

Fleisch, Fisch, Geflügel, Eier & Co

Lange hat man geglaubt, dass Eiweiß innerhalb seiner elementaren Bestandteile aus 22 Aminosäuren zusammengesetzt ist und nur tierisches Eiweiß alle essenziellen Aminosäuren enthält. Wer pflanzliche Nahrung wie zum Beispiel Keimlinge, Früchte, Samen, Gemüse, Nüsse oder Mikroalgen, in ausgewogener Form zu sich nimmt, nimmt auch alle essenziellen Aminosäuren zu sich. Diese Erkenntnis ist zwar schon lange wissenschaftlich belegt, doch scheinbar wird mit dieser Information immer noch sehr zurückhaltend umgegangen. Wir besitzen circa 80 Billionen Körperzellen und in jeder finden wir Desoxyribonukleinsäure, auch DNS genannt. Dieses DNS-Molekül von 1,74 Meter Länge gleicht einem dünnen Faden, der fein zusammengeknäuelt im Zellkern liegt. Auch alle Informationen, die zur Herstellung des körpereigenen Eiweißes notwendig sind, gehören dazu, wie zum Beispiel: wie und wo Aminosäuren hergestellt und in welcher Reihenfolge sie aneinandergehängt werden. Die Proteinbiosynthese (oder Genexpression, früher auch Eiweißsynthese genannt) ist die Herstellung eines Proteins oder Polypeptids in einem Lebewesen. Sie ist ein komplexer Winzling im gigantischen Stoffwechselprozess des menschlichen Körpers.

Tierisches Eiweiß stellt für die Assimilation des menschlichen Körpers ein Problem dar und bereitet ihm Schwierigkeiten. Da Fleisch extrem hohe Werte an Nukleinsäure enthält, werden beim Assimilieren, d. h. beim Verarbeiten dessen, Purine freigesetzt. Diese Purine werden anschließend zu Harnsäure abgebaut. Das eigentliche Problem hier ist, dass der menschliche Körper keine Enzyme hat, um Harnsäure zu neutralisieren. Raubtiere zum Beispiel besitzen das Ferment Uricase, das

Harnsäure direkt abbauen kann. Wenn der Mensch als Fleischfresser gedacht wäre, würde er dann nicht ebenfalls mit diesem Ferment ausgestattet sein? Oxalsäure, Harnsäure und Phosphorsäure haben eine ätzende Wirkung, solange sie nicht durch basische Mineralstoffe aus dem Körper und der Nahrung (wie zum Beispiel Calcium, Magnesium und Phosphor) gebunden werden. Was ist die Folge? *Nierensteine, Harngrieß, Nierengrieß oder Blasensteine.* Diese „Krankheiten" sind nichts weiter als schwer lösliche gebundene Komplexe und die Wirkung auf eine Ursache, die vermieden werden kann! Oxal- und Harnsäure-Ansammlungen können sich aber woanders, nämlich auch bei Muskeln, Sehnen oder Gelenken festsetzen. Was geschieht dann? Sie kennen es vielleicht, weil Sie es selbst schon erlebt haben. Es sind dies *Gelenk- und Muskelverspannungen sowie Sehnenverkürzungen.* Stark erhöhte Säurekonzentrationen in den Blutbahnen wirken sich in der Folge auch besonders *gefährlich auf den Herzmuskel* aus. Sich dieser Fakten zu bedienen und nach ihnen zu handeln, ist nicht nur ratsam, es lässt Sie auch um einiges gesünder sein.

WIR ESSEN KADAVER UND ANGST: MAHLZEIT!

Während der Mensch genussvoll sein Fleisch verzehrt, das über bis zu 24 Prozent Eiweiß verfügt, ist er sich dieser unnötigen Menge sicher nicht bewusst. Dass es sogar schädlich sein kann, wohl auch nicht. Andernfalls würde ihm der Bissen wohl im Hals stecken bleiben. Ein Eiweißüberschuss wird im Stoffwechsel zum Abfallprodukt abgebaut und das unvollständig. Dies bedeutet eine Ablagerung im Körper, die in vielen Fällen zu *Bluthochdruck* führt. Jetzt gibt es Menschen, die sagen, dass ihnen das nicht schade. Noch nicht! Die Zeit wird es zeigen, denn der Körper versucht jahrelang, Ungleichheiten auszubalancieren. Erst wenn er überfüllt und überbelastet ist, dann stagniert das System. Und er bricht unter seiner Last zusammen. Sich gesund zu fühlen, heißt „meistens leider nicht" gesund zu sein. Es dauert oft Jahrzehnte bis der Körper reagiert, und dann ist es meist sehr schwierig, seine „unbedachten Sünden" rückgängig zu machen, wenn es dann nicht schon zu spät dazu ist. Vielleicht wäre es besser, der Körper würde eher reagieren, doch er scheint wirklich ein Überlebenskünstler und ein Wunderwerk zu sein, um allen Belastungen über so viele Jahrzehnte standzuhalten.

Die meisten Fleischwaren enthalten Diethylstilboestrol (kurz DES). Dieses wachstumsfördernde Hormon führt zu geschlechtlicher Frühreife bei Kindern. Haben Sie das gewusst? Viele Tiere bekommen bei der Mästung Antibiotika und Tranquilizer, die im Fleisch zurückbleiben. Stirbt das Tier, tritt – *unabhängig davon, ob das Fleisch gekühlt wird* – laut Naturgesetz sofort ein Verwesungsprozess in Gang. Dieser Abbauprozess unterliegt einer gewaltigen Veränderung des mikromolekularen Bereichs. Alles, was nicht mehr lebt, wechselt sofort in diesen natürlichen Prozess über und bewirkt eine Autolyse *(Selbstauflösung abgestorbener Körperzellen durch Enzyme, die im Gewebe schon vorhanden sind, ohne die Beteiligung von Bakterien oder anderer Lebewesen).*

> *„Der Umweg über das Tier bei der Ernährung ist teuer, krankmachend und umweltschädigend."*
>
> – Helmut Wandmaker

FLEISCH ALS GESUNDHEITSRISIKO?

Würden Sie gerne einen Kadaver essen? Totes Fleisch ist Kadaver und dieser ist hochgiftig und infektiös! Unsere Nase ist wunderbar. Sie zeigt uns bei Gestank, dass wir Abstand nehmen sollen. Wenn das tote Fleisch in die Kühlkette kommt, dann wird dieser penetrante Geruch umgangen und der Kadaver haltbar gemacht. Bei Gestank empfinden wir zusätzlich einen enormen Ekel, um einen weiten Bogen um diesen Gegenstand zu machen und ihn schon gar nicht zu essen. 1 Gramm toter Fisch enthält zum Beispiel 120.000.000 Fäulnisbakterien und 1 Gramm Ei 150.000.000. Mahlzeit! Ein Kühlschrank ist zwar sehr praktisch und bequem, aber genauer betrachtet eine unnatürliche und eigentlich „katastrophale" Erfindung.

Die Duftmoleküle werden durch die Kühlung im Kühlschrank unterbunden, obwohl der Verwesungsprozess weiterhin seinen Verlauf nimmt. Der Fachmann spricht von „abgehangenem Fleisch" und dieses ist sogar auch noch teurer und sehr beliebt. Es soll besonders zart und gut sein. Wenn der Geruchsinn als natürliches Warnsystem getäuscht wird, wie können wir dann noch wissen, was gut für uns ist? Das natürliche Ekelgefühl, das unsere Gesundheit schützen will, wird kurzum ausgeschaltet. Fäulnisbakterien lassen sich von der Kühlung, Hitze und auch von Magensäure nicht groß beeindrucken. Sie wandern ungehindert in den Darm und erschaffen sich im Verdauungskanal eine ideale Brutstätte für ihre Vermehrung. Dort wo es dunkel, warm und feucht ist, fühlen sie sich wohl und können sich frisch und fröhlich so richtig gut ausbreiten.

Starten Sie einmal folgenden Versuch: Legen Sie ein gebratenes Stück Fleisch oder Fisch bei circa 37 Grad Celsius für vier bis fünf Tage auf die warme Fensterbank. Das ist in etwa so lange, wie das gegessene Fleisch im Darm liegen bleibt. Der Geruch wird Sie sprichwörtlich umhauen, glauben Sie mir.

KADAVERNAHRUNG: SCHWERMETALLE IN HÖCHSTER KONZENTRATION

Circa 90 Prozent Fäulnis- und Kolibakterien trägt der Durchschnittsmensch von heute in seiner Darmflora spazieren. Zusätzlich belastend sind die anorganischen Säuren, die beim Assimilierungsprozess entstehen. Diese können nur mit organischen Mineralien neutralisiert oder gebunden werden.

Als Beispiel: Um 100 Gramm Fleisch, Fisch oder Geflügel zu neutralisieren, benötigen Sie neun Kilogramm rohe Früchte oder Gemüse. Außerdem enthält von allen Nahrungsmitteln Kadavernahrung die höchste Konzentration an Schwermetallen und Pestiziden. Abgesehen von den hohen Belastungen, denen der Körper ausgesetzt ist und die er zu bewältigen hat, ist der immense Leidensweg, den ein Lebewesen gehen muss, bis es in den Kühlaggregaten der Läden liegt, ein weiterer Aspekt, der uns nachdenklich stimmen sollte. Das Leben eines Schlachttieres ist von der unnatürlichen Aufzucht (dem Milchraub, der oft immer noch üblichen Stallhaltung ohne Auslauf), über den angstvollen Transport bis hin zum Schlachthaus absolut unnatürlich. *Die Angst des Tieres bei seiner Hinrichtung bleibt im Fleisch energetisch abgespeichert und diese Eindrücke und Energien nimmt der Mensch beim Verzehr des Fleisches ebenfalls auf.*

Wen wundert es dann noch, dass gerade Menschen, die viel Fleisch essen, ein starkes Aggressions-Potenzial in sich tragen, oft eine sehr rote Gesichtshaut haben und eine strenge Ausdünstung abgeben? Aber nicht nur das ganze Stück Fleisch lässt einem den Appetit vergehen, auch Schlachtabfälle werden verwertet.

In allen Lebensmittelfabriken werden Schlachtfette und Überreste mitverarbeitet. Lesen Sie Nahrungsmittel-Deklarationen gut durch, bevor Sie Lebensmittel kaufen, um „Abfallprodukte“ zu meiden. Wohin wir gehen und sehen, werden wir von Dingen begleitet, die (wenn auch ekelerregend) irgendwie immer geduldet oder unter den Teppich gekehrt werden. Die ständige Verschmutzung des Grundwassers durch Kunstdünger und „künstlich“ geführte Landwirtschafts-Betriebe wird eigenartigerweise immer noch geduldet. Wann denkt der Mensch um?

Denken Sie immer daran: Der Körper will seine Art aufrechterhalten und duldet keine Artfremdheit!

Physiologische Gegenüberstellung zwischen Pflanzen-, Fleisch- und Allesessern

DER FRUCHTESSER

Darm

Der Darm eines Fruchtessers hat eine 12-fache Rumpflänge, eine große Oberfläche und viele Zotten.

Zähne

Der Mensch als Fruchtesser hat kurze Mahl- und Schneidezähne.

Hände

Der Mensch als Fruchtesser hat Finger zum Obstpflücken.

Kiefer

Der Mensch als Fruchtesser hat einen seitlich bewegbaren Kiefer.

Leber

Der Mensch als Fruchtesser produziert kein Ferment Uricase.

Magen

Der Mensch als Fruchtesser hat einen gewundenen Darm. Sein Magen ist länglich.

Magensäure

Der Mensch als Fruchtesser hat eine Magensäure, die nur wenig Salzsäure und Pepsin enthält.

Schweiß

Der Mensch als Fruchtesser hat eine Schweißkühlung, die über die Poren erfolgt.

Speichel

Der Mensch als Fruchtesser hat einen alkalischen Speichel, der Ptyalin zur Stärkeverdauung enthält.

Verdauung

Der Mensch als Fruchtesser kann Fleisch schwer verdauen und nicht schnell ausscheiden.

Vitamin C

Der Mensch als Fruchtesser produziert kein körpereigenes Vitamin C.

DER ALLES- UND FLEISCHFRESSER

Darm
Der Darm des Tiers als Fleischfresser hat eine 3-fache Rumpflänge, eine kleine Oberfläche und keine Zotten.

Zähne
Das Tier als Fleischfresser hat lange Reißzähne, keine Mahl- und Schneidezähne.

Hände
Das Tier als Fleischfresser hat Krallen zum Reißen und Töten.

Kiefer
Das Tier als Fleischfresser kann den Kiefer nur vertikal bewegen.

Leber
Das Tier als Fleischfresser produziert Uricase zum Harnsäureabbau.

Magen
Das Tier als Fleischfresser hat eine Darmform wie ein runder Sack.

Magensäure
Das Tier als Fleischfresser hat eine Magensäure, die 10 bis 20-mal mehr Pepsin und Salzsäure enthält als die des Menschen und Fruchtessers.

Schweiß
Das Tier als Fleischfresser kühlt sich über die Zunge und hat keine Hautporen.

Speichel
Das Tier als Fleischfresser hat einen sauren Speichel, der kein Ptyalin enthält.

Verdauung
Das Tier als Fleischfresser verdaut schnell und scheidet Fleisch umgehend aus.

Vitamin C
Das Tier als Fleischfresser produziert Vitamin C.

Kaffee

Trinken Sie auch gerne Kaffee? „So schlimm kann Kaffee doch nicht sein!“ Denken Sie das auch? Was geschieht im Körper, wenn Sie Ihren Kaffee trinken? Koffein mag eine anregende Wirkung haben, doch es löst bestimmte Eiweiß-Verbindungen aus den Zellmembranen von Nervenzellen, sodass die Zellmembranen durchlässig, ja sogar „löchrig“ werden. So gelangen elektrisch geladene Teilchen aus dem Zellinneren nach außen, die einen Reiz auf die umliegenden Nervenzellen ausüben. Durch solche elektrochemischen Reize wird das vegetative Nervensystem, unbewusst ablaufende Körperfunktionen wie Atmung, Herztätigkeit, Verdauung, Gedächtnis usw., angeregt.

KAFFEE GENIESSEN BEDEUTET SCHELLACK UND AMMONIAK TRINKEN

Der Körper wird süchtig, um dem Erschlaffungszustand zu entgehen, weil er durch den ständigen Koffein- oder Teein-Genuss seine Eigenkontrolle verliert. Um eine optimale Farbe zu erreichen, scheut man sich nicht, sich der Chemiefabrik zu bedienen. Aber auch die Röstgifte, wie zum Beispiel Ammoniak, Fufurol, Phenol, Essigsäure, Valeriansäure, Pyridin, Harnsäure oder Purinbasen, können für den Körper nicht gesund sein. Damit geröstete Kaffeebohnen den Geschmack behalten, überzieht man sie mit Schellack, Harzen, Gummi, Glycerin oder Zucker. Weshalb wird Kaffee dermaßen viel getrunken und gehört heute völlig selbstverständlich zu unserer heutigen „modernen" Ernährung? Zumal er so ungesund ist? Gute Fragen, die nicht so einfach zu beantworten sind. Der Kaffee, der in den Regalen der Lebensmittel zu finden ist, wird als etwas ganz Natürliches angesehen. Hingegen brauchen reine Pflanzensüßstoffe wie Stevia Jahrzehnte, bis sie in der Lebensmittelindustrie zugelassen werden. Da fragt man sich, ob es nur um den Profit der Industriezweige oder tatsächlich um die Gesunderhaltung der Menschen geht. Letzteres ist wohl ganz am Ende einer langen Liste zu finden, wo Macht, Finanzen und Kontrolle wohl als höchste Prioritäten eingestuft werden.

Wussten Sie ...?

... dass Schellack eine harzige Substanz ist, die aus Gummilack gewonnen wird, der durch die Ausscheidung von Lackschildläusen entsteht?

Weißer Zucker

Dass man aus Zuckerrüben Zucker herstellen kann, wurde 1747 vom Berliner Apotheker Andreas Sigismund entdeckt. Als 1801 die erste Zuckerfabrik in Schlesien in Betrieb genommen wurde, war das der Anfang für viele Konservierungs-Möglichkeiten. Was aber ganz außer Acht gelassen wurde: Der Körper bekommt seit Jahrtausenden genügend Zucker in Form von süßen Früchten. Diese Früchte enthalten zusätzlich Vitamine, Mineralien und Spurenelemente, um den Zucker zu verstoffwechseln (ein Apfel enthält circa drei Gramm Zucker). Im Blut befindet sich circa ein Gramm Zucker pro Liter Blut (Blutzuckerspiegel). Der Zucker, der den Organen als Betriebsstoff dient, wird hauptsächlich aus dem Blutkreislauf entnommen.

VITAMINE: ESSENZIELLE BOTENSTOFFE

Weißer Fabrikzucker ist zwar voller Energie, aber weil er durch seine Herstellung alle Vitamine, wichtigen Sekundär-Hilfsstoffe und essenziellen Spurenelemente verloren hat, erzeugt er Säure im Körper. Dieser „tote Zucker" verbraucht alle Vitamine, Spurenelemente und Mineralstoffe, er fegt also unsere Depots leer. *Das Wort Vitamine enthält das Wort Vita, das Leben bedeutet. Ihre Aufgabe ist es, als Informationsüberbringer zu fungieren.* Im weißen Zucker kann man lange danach suchen. Genau genommen ist es unverantwortlich, industriellen Zucker zu verwenden, wo es doch so viele Alternativen gibt. Der Mensch scheint sich dessen nicht bewusst zu sein bzw. sich keine Gedanken darüber zu machen. Andererseits ist es doch heute eindeutig belegt, dass Zucker auf Dauer im Körper Schaden anrichtet. Warum ignorieren wir das?

Weißen Zucker könnte man auch „Räuber" nennen. Warum? Weil er Vitalstoffe, die für den Körper von wichtiger Bedeutung sind, an sich reißt. Da Zucker weder Basen, Ballaststoffe oder Vitamine (Information) enthält, kann sich auch kein Sättigungsgefühl mehr einstellen. Es geschieht das Gegenteil. Alle süßen Früchte sind sehr mineralstoff- und vitaminreich. Sie stillen den Hunger nach Süßem auf gesunde und nachhaltige Weise. Greift man dagegen nach Kuchen, Torten und Schokolade, empfindet der Körper diese leere Süße als Defizit. Er schreit nach Vitaminen und Nährwerten und bekommt immer nur „leere" Informationen geliefert, die seinen Hunger nach dem Fehlenden wiederum verstärken. So ist der Weg zu Übergewicht vorprogrammiert, von gesundheitlichen Auswirkungen erst gar nicht zu reden. Wird der Körper über einen längeren Zeitraum hinweg mit dem leeren Zucker (Energie) getäuscht, muss das natürlich fatale Folgen nach sich ziehen.

ESSATTACKEN UND ESSSUCHT OHNE SÄTTIGUNG

Ungenutzte Energie wandelt sich in Fettzellen um! Die infolge der zugeführten künstlichen und süßen Nahrung entstehende Übersäuerung muss der Körper irgendwie neutralisieren und holt die Mineralstoffe aus den Depots (Knochen, Haare, Haut, Zähne et cetera). Der Mensch verträgt 200 bis 400 Gramm Zucker. Das ist eine große Menge, d. h., er kann viele Produkte zu sich nehmen, die weißen, toten Zucker in sich tragen. Das gesunde Maß von circa 20 bis 30 Gramm pro Tag kann schnell überschritten werden, wenn sich das Sättigungsgefühl nicht mehr so richtig einstellen mag. Die Tagesmenge an Zucker sollte natürlich durch Früchte aufgenommen werden und nicht durch allerlei Süßigkeiten.

Isolierter, weißer, funktionsuntüchtiger Zucker reizt die Bauchspeicheldrüse. Somit findet eine vermehrte Ausschüttung von Insulin statt. Der weiße Zucker stellt für die Bauchspeicheldrüse eine Dauerstressbelastung dar. Es dauert oft erst Jahrzehnte, bis es zur Erschöpfung der Bauchspeicheldrüse kommt, die der enormen Belastung also sehr lange standhalten kann. Auch hier sehen wir wieder, wie viel der Körper verzeiht und wie lange es braucht, bis er wirklich reagiert oder stagniert. Die Folge ist Diabetes mellitus Typ 2 und an dieser Zuckerkrankheit leidet ein Großteil unserer Gesellschaft. Weißer Zucker in Eis, Kuchen, Limonaden, Mehlspeisen, Süßgetränken, Milchprodukten oder Schokolade ist absolut gesundheitsgefährdend und nicht zu unterschätzen.

Die Lust nach Süßem ist also immer nur ein Bedürfnis nach Vitalstoffen, die Ihrem Körper fehlen. Es gibt unendlich viele natürliche lebensaktivierende Kohlenhydrate, die wunderbar schmecken und vielseitig zubereitet werden können. Früchte, Honig, Dörrfrüchte, Fruchtsäfte, Vollkornprodukte, Gemüse usw. verfügen nicht nur über ein reiches Vitamin-Angebot, sondern sind auch ein positives und bekömmliches Geschmackserlebnis. Wer Süßigkeiten etwas reduziert oder vorübergehend sogar ganz darauf verzichtet, wird eine Wandlung erfahren. Sobald die Mineralien-Depots nämlich wieder aufgefüllt sind, verschwindet auch das Verlangen nach Süßem. Und das bedeutet mehr Wohlgefühl und Gutes für Gewicht und Körper.

Stevia – so süß kann Natur sein

Seit September 2011 ist Stevia, das Süßkraut aus Paraguay, endlich auch in der EU zugelassen. Die Zuckerindustrie musste schließlich kapitulieren und konnte den Einzug dieses süßen Goldes nicht länger verhindern. In den USA und auch der Schweiz hatte sich Stevia schon vorher durchgesetzt. Inzwischen wird es nun auch in Deutschland in vielen Produkten angeboten. Nicht nur für Diabetiker und Übergewichtige eine tolle Perspektive, denn Stevia senkt nachweislich den Blutzuckerspiegel. Es ist 300-mal süßer als Zucker, hat keine Kalorien, übersäuert nicht und verhindert so die Entstehung von Zahnbelag und Karies. Nur eine übersäuerte Mundhöhle schadet den Zähnen und greift sie an, also ist auch bei Zahnproblemen das Ausgangsproblem der Verzehr von übersäuerter Nahrung. *Sauer macht* also nur ganz kurz *lustig*, denn irgendwann wird einem das Lachen vergehen. Stevia gilt als unbedenklich und auch die Zähne werden es uns danken. Wichtig zu wissen: Stevia ist unbehandelt am gesündesten. Achten Sie beim Kauf von Stevia auf die Qualität, denn die „weiße" Variante in Pulverform (gebleicht durch chemisches Verfahren) sowie die Variante in gepresster Tablettenform (Zusatzstoffe) sind nicht Natur pur! Bei den meisten Verwendungen wie Kuchenbacken usw. kann man den leichten Lakritzgeschmack des reinen Stevia gut akzeptieren.

Die meisten Menschen wissen bereits, dass Zucker und Süßigkeiten für den menschlichen Körper schädlich sind. Aber sie bedenken nicht, wie zerstörerisch sich diese toten Lebensmittel auswirken können. Zucker in welcher Form auch immer, gärt und führt zu Bildung von Essigsäure, Kohlensäure und Alkohol.

Zucker ist ein gefährlicher Basen- und Mineralstoff-Räuber. Er gibt dem Körper nichts, sondern nimmt nur. Vor Hunderten von Jahren gab es noch keine Zucker-, Schokolade-, Coca-Cola- und Konfitüren-Fabriken. Das Süßigkeiten-Bedürfnis wurde damals mit süßen Früchten gedeckt. Somit konnte das Urbedürfnis des Körpers auch bei Mangelzuständen behoben werden. Mit den heutigen Fabrikzuckererzeugnissen wird der Mangel immer größer und somit auch das Bedürfnis. Dieser verhängnisvolle Kreislauf ist der Grundstein für viele Leiden.

Süßigkeiten: Schokolade & Co

Schokolade enthält viele Substanzen, die stimmungsaufhellend wirken. Können Sie der braunen Verführung standhalten? Wenn Sie nicht so gerne Süßes essen, ist das wohl ein Segen. Viele Menschen zieht es aber zur Schokolade, weil sie auch seelisch ausgleichend wirkt. Schokolade ist unumstritten ein Stimmungsaufheller. Wem im Leben Süßes fehlt, der isst gerne mehr Schokolade als jemand, der in sich zufriedener ist. Bei der Schokoladenherstellung werden Kakao und Zucker viele Stunden miteinander gerieben und geknetet, was man auch conchieren nennt. Die Suchtwirkung von Kakao-Naschereien ist auf die auf komplexen biochemischen Umwegen ausgeschütteten Hormone zurückzuführen. Dass diese Prozedur aus den Aminen Opiate bildet, ist weniger bekannt. Dieses herrlich duftende Suchtmittel fördert den Alterungsprozess anstatt die Gesundheit – keine gute Botschaft. Alles mit Maß und Ziel zu genießen, ist wohl eine Kunst. Wenn Sie das nächste Mal Lust auf Süßes verspüren, dann greifen Sie doch einfach zu getrockneten oder frischen süßen Früchten, die Mutter Erde uns so verschwenderisch zur Verfügung stellt.

Wusstest Sie ...?

... dass alle heutigen Zivilisationskrankheiten auf Verdauungsschlacken, Übersäuerung und Entmineralisierung zurückzuführen sind?

Süßstoffe und Aspartam

Aspartam besteht aus drei Chemikalien: Asparagin-Säure, Phenylalanin und Methanol, die allesamt hohe Gesundheitsrisiken in sich bergen. Aspartam wird vordergründig als „chemisches" Gift bezeichnet und es stellt sich die Frage, warum ein derart risikoreicher Stoff jemals als Lebensmittel zugelassen wurde. Die friedliche Stevia-Pflanze hingegen, die die reine Information der Natur in sich trägt, konnte sich erst nach langer Blockade durchsetzen. Man muss sich schon fragen, ob es politisch erwünscht ist, dass der Mensch gesund bleibt. An gesunden Menschen kann man nichts verdienen, und ganze Industriezweige würden wegfallen, wenn jeder Mensch auf die Einfachheit der Natur zurückgreifen würde. Wir sollten also besser nicht auf so manche Medien hören, die versuchen, Wahrheiten zu vertuschen und Informationen zu verbreiten, die uns nur Angst machen sollen.

„ASPARTAM IST EINE DER GEFÄHRLICHSTEN SUBSTANZEN, DIE JEMALS AUF DIE MENSCHHEIT LOSGELASSEN WURDE"

Diesen Satz finden wir im Internet, wenn wir in Google den Begriff „Aspartam" eingeben. Des Weiteren lesen wir:

Wie im Februar 1994 vom „Department of Health" und „Human Services" berichtet wurde, gibt es 90 verschiedene Symptome dokumentiert, die von Aspartam verursacht sind, u. a. Kopfschmerzen/Migräne, Schwindelgefühle, Anfälle, Übelkeit, Starrheit, Muskelkrämpfe, Gewichtszunahme, Hautausschläge, Depression, Müdigkeit, Reizbarkeit, Schlaflosigkeit, Sehschwierigkeiten, Hörverlust, Herzklopfen, Herzrhythmusstörungen, Atmungsschwierigkeiten, Beklemmungen, undeutliche Aussprache, Geschmacksverlust, Tinnitus, Schwindelanfälle, Gedächtnisverlust und Gelenkschmerzen.
Außerdem können folgende chronische Krankheiten durch die Einnahme von Aspartam ausgelöst oder verschlimmert werden: Gehirntumore, Multiple Sklerose, Epilepsie, chronische Müdigkeit, Parkinson, Alzheimer, geistige Behinderung, Lymphgefäßerkrankungen, Geburtsfehler, Blutgerinnungsstörungen, Gefäßerkrankungen und Diabetes.

(Quelle: niraka.de)

Dass Süßstoffe kein Ersatz für Zucker sind, sondern wie ein schleichendes Gift wirken, kann man also mittlerweile auch ganz offiziell im Internet nachlesen. Erfahrungsberichten nach sind diese Stoffe nicht nur unter anderem krebserregend und bereiten Kopf- und Gelenkschmerzen, sondern lähmen das komplette Körpersystem. Wer hier nicht mit klarem Verstand und bewusstem

Wusten Sie … ?

… dass alleine in Deutschland mehr als 6 Millionen Menschen an Diabetes leiden?

Verhalten die Finger davon lässt, darf sich über ein böses Erwachen nicht wundern. Süßstoffe machen dick, hungrig und krank!

Salz

In Mitteleuropa gab es im 16. Jahrhundert sehr wenig Salz. Es gab Zeiten, da wurde Salz sogar mit Gold aufgewogen, doch in der heutigen Zeit ist der Handel mit Salz zu etwas Alltäglichem mutiert. Man bekommt es sehr billig zu kaufen und auch hier wird aufgrund der Unwissenheit der Menschen viel Unheil im Körper angerichtet. Dies geschieht aus ganz einfachem Grund: Die gesunde Körperzelle enthält nur sehr wenig Kochsalz (Natriumchlorid) und verschließt sich erfolgreich gegen alles weitere Eindringen von Kochsalz. Auch hat die gesunde Zelle die Fähigkeit, aus dem Nährstoffstrom gezielt die Substanzen herauszusuchen, die sie momentan benötigt.

ÜBERMÄSSIGER KOCHSALZVERBRAUCH IST MITVERANTWORTLICH FÜR BLUTHOCHDRUCK

Die Aufgabe einer gesunden Zelle ist es unter anderem, den Ausgleich zwischen den Antagonisten (Gegenspieler) Natrium/Kalium-Anionen und Calcium/Phosphor-Kationen (mikroelektrische Spannung zwischen Zellinnerem und Zelläußerem) zu schaffen. Ein Zuviel an Kochsalz (Natriumchlorid) hat verheerende Folgen: Die Zelle verliert den Abwehrmechanismus. Mit dem Abbau der lebensspendenden Antagonismen zwischen den Mineralsalzen im Blut und in der Zelle wird die Degeneration beschleunigt.

Kochsalz und alle chemisch-maschinell gemischten Mineralstoffe sind anorganisch und müssen organisch assimiliert werden. Geschieht das nicht, werden die anorganischen Mineralsalze im Körper kristallisiert und abgelagert. Der enorme Mehraufwand des Körpers lässt Wassereinlagerungen im Gewebe entstehen. Diese sind immer mit Kochsalzeinlagerungen in Zusammenhang zu bringen. Geschädigte Zellen speichern vermehrt Schwermetalle und Umweltgifte. Eine Mangelversorgung an Vitalstoffen ist die Folge.

QUALITATIVES UND UNVERFÄLSCHTES SALZ

Im Gegensatz dazu wäre *Himalaya-Kristallsalz* im Handel erhältlich, das circa 200 Mineralstoffe enthält und somit ein wichtiger Bestandteil für die Lebens- und Gesundheitserhaltung ist.

Hochwertiges Kristallsalz aus der Himalaya-Region ist über 500 Millionen Jahre alt und zählt zu den hochwertigsten Natursalzen überhaupt. Es wird traditionell von Hand abgebaut, sorgfältig handselektiert, gewaschen und sonnengetrocknet. Es ist 100 Prozent naturrein, frei von chemischen Zusätzen, frei von Rieselhilfen und unjodiert.

Ein Ur-Salz, wie das *Steinsalz* – das Meersalz urzeitlicher Weltmeere – liegt tief geschützt in der Erde und lagerte sich vor circa 220 Millionen Jahren (Erdzeitalter Trias) ab. Es wird nicht mit Wasser gelöst, eingedampft oder raffiniert. Diesem Steinsalz wird bei seinem Abbau nichts weggenommen und nichts hinzugefügt, denn es ist unbehandelt, naturbelassen und frei von jeglichen Zusätzen.

Es ist empfehlenswert den Kochsalzverbrauch pro Tag auf 5 bis 6 Gramm zu senken. Optimal wäre es jedoch, auf 3 oder gar 1 Gramm zu reduzieren, wobei man davon ausgeht, dass dies für einen modernen Menschen unzumutbar ist. Vielleicht aber für einen Menschen mit Intuition und Herzintelligenz?

Berechnet man den Kochsalzgehalt einer rein vegetarischen Kost, so erreicht man den Minimalbedarf von 1 Gramm pro Tag. Vegetarier, die Brot oder eventuell auch noch natürliche Milch zu sich nehmen, kämen auf circa 3 Gramm Kochsalz pro Tag. Hochwertige Bio-Produkte wie zum Beispiel diverse Brotsorten werden aber bereits in der Mehrheit alternativ mit Meersalz angeboten.

> *„Stark gesalzene Speisen machen den Puls hart und fördern das Entstehen des Schlaganfalls."*
>
> – Chinesische Ärzte der Tschou-Dynastie, 800 v. Chr.

XII. Wissenswertes über Freie Radikale

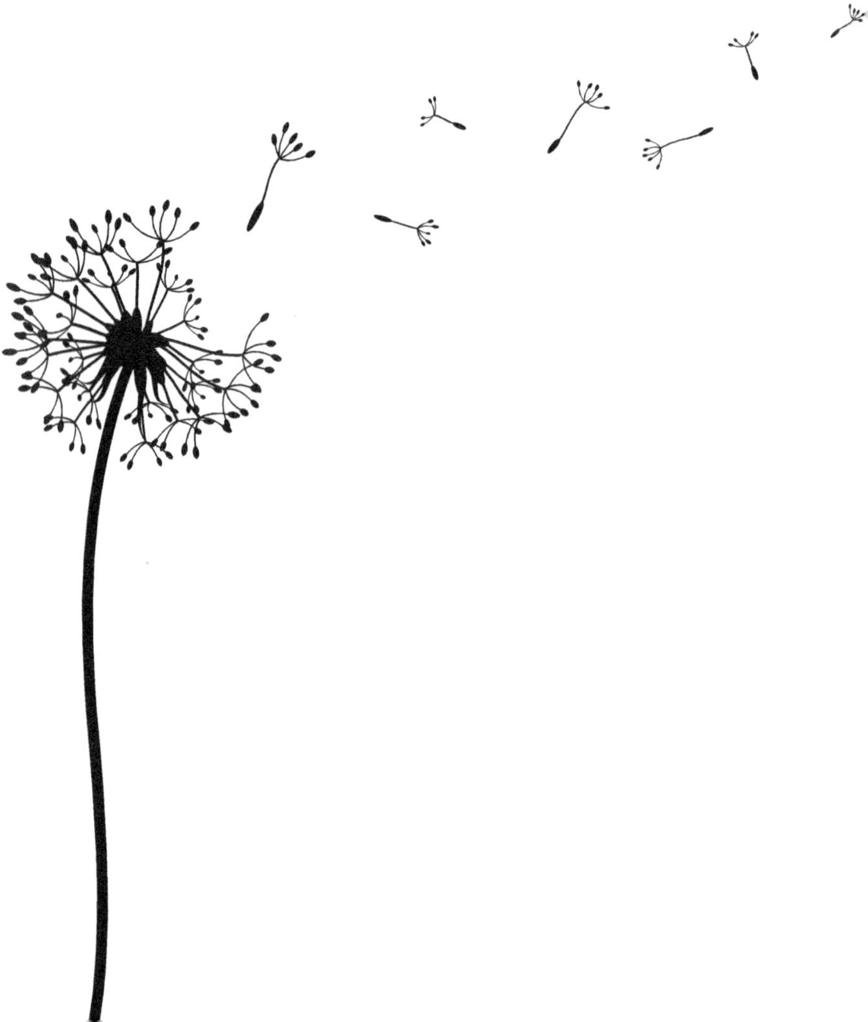

Was sind Freie Radikale? Freie Radikale sind chemisch „wildgewordener“ Sauerstoff. Ein Sauerstoffmolekül besteht normalerweise aus zwei Sauerstoffatomen, die aneinanderhängen. Wenn diese Verbindung zerbricht, suchen beide Sauerstoffatome für sich einen neuen Verbindungspartner. Dies muss aber nicht unbedingt ein freies Sauerstoffatom sein. Das Atom kann sich auch an ein langes Eiweißmolekül binden. So kann sich ein Sauerstoffradikal anlagern und ihm einen geeigneten Teil entreißen. Mit diesem kann der Sauerstoff reagieren. Das Ergebnis wäre eine zertrümmerte chemische Verbindung. Wenn diese Verbindung beispielsweise Teil einer Zellwand oder gar des Zellinneren war, kann das verheerende gesundheitliche Folgen haben. Es entsteht eine veränderte, kranke Zelle, die auch absterben kann. Teilt sie sich weiter, entstehen entartete Zellen, die sich im Extremfall als Krebs zeigen werden.

FREIE RADIKALE WIRKEN WIE WAFFEN

Wenn Situationen entstehen (Stress, Anstrengung, Sport et cetera), in denen der Körper mehr Energie produziert, als er verbrauchen kann, steigen auch die Freien Radikale an. Aber auch bei entzündlichen Prozessen von Krankheiten vermehren sich diese hochreaktiven Teilchen. Umwelteinflüsse wie Chemikalien, Autoabgase, Smog, Arzneimittel, Alkohol, Zigarettenrauch, aber auch UV-Strahlen bringt man mit der Bildung von Freien Radikalen in Verbindung. Freie Radikale schieben sich in andere körpereigene Verbindungen, wie Fette und Eiweiße, oder in die Erbsubstanz und ziehen dabei einzelne Elektronen von intakten Molekülen ab.

Unser Immunsystem kann diese aggressiven Teilchen auch als Waffe gegen Bakterien und Viren verwenden. Mit dieser

Abwehr wird der sogenannte Feind zerstört. Bei Allergien oder Entzündungen produziert der Körper vermehrt Freie Radikale. Da ihre Wirkung jedoch aggressiv ist, sind sie durchaus in der Lage, auch körpereigenes Gewebe zu schädigen.

Freie Radikale werden für körperliche Disharmonien (insbesondere bei chronischen Krankheiten) wie Krebs, Herz-Kreislauf-Krankheiten, wie zum Beispiel Arteriosklerose, Parkinson-Syndrom, Grauer Star, Diabetes mellitus, rheumatische Erkrankungen, senile Demenz, Störungen des Immunsystems usw., mitverantwortlich gemacht. Auch ein schneller und frühzeitiger Alterungsprozess wird zum Teil auf die Wirkung von Freien Radikalen zurückgeführt.

ES BRAUCHT HILFE VON AUSSEN

Was können Sie tun? Antioxidantien heißt die Lösung. Sie fangen die Freien Radikale ab und neutralisieren sie, indem sie ein Elektron an sie abgeben, ohne dabei selbst zum Freien Radikal zu werden. Die „Körperintelligenz" besitzt ein gut durchdachtes Abwehrsystem, welches gegen Freie Radikale wirkt. Doch der Alltag schafft es immer wieder, uns aus dem Gleichgewicht zu rücken, denn unsere Lebensform und Einstellung sind nicht immer körperfreundlich. Also sollten wir unseren Körper bewusst darin unterstützen. Zu den Antioxidantien gehören Vitamin C und Vitamin E. Auch sekundäre Pflanzenstoffe wie Carotinoide zählen dazu. Vitamin C arbeitet vor allem im Zellinnern. Vitamin E und gemischte Carotinoide fangen die Freien Radikale schon im Bereich der Zellmembrane ab und zerstören sie.

XIII. Gesundes zum Essen, Kauen und Trinken

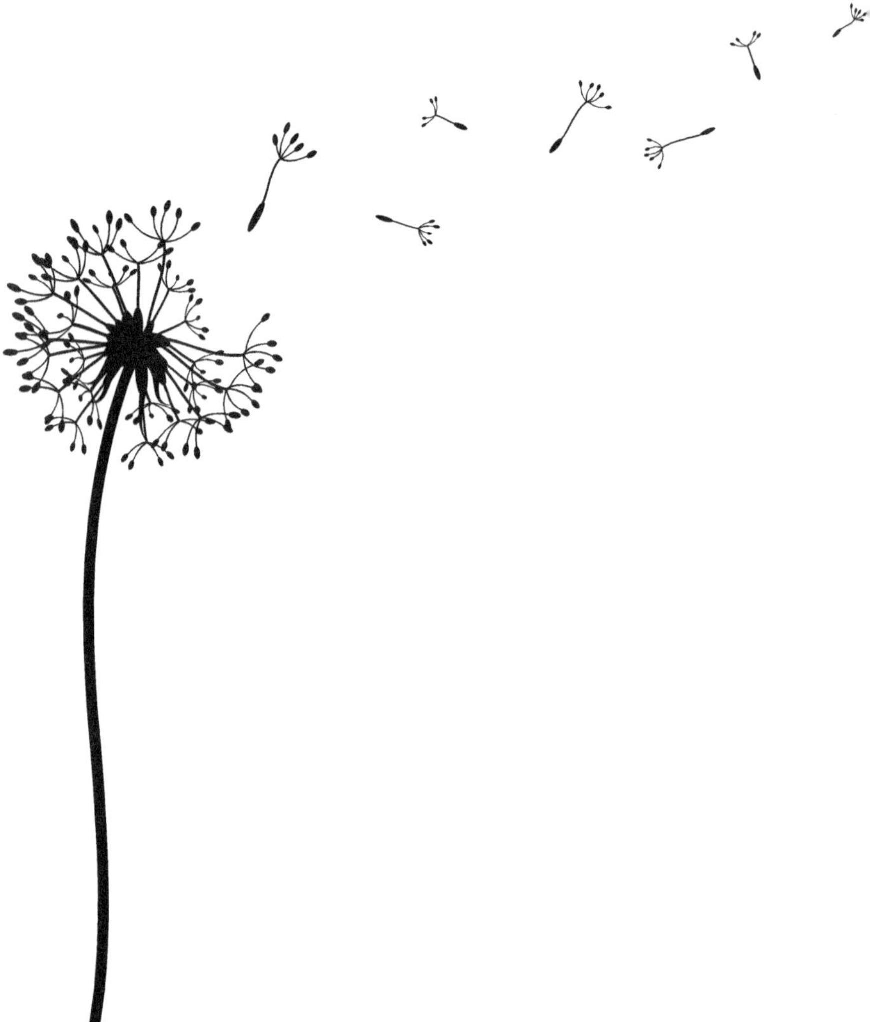

Leinsamen

Der Leinsamen ist von der Wissenschaft erst recht spät „wiederentdeckt“ worden. Er gilt als natürliches Heilmittel. Seine Wirkungen sind vielseitig. Eigenschaften wie einhüllend, schleimlösend und reizmildernd sind äußerst wertvoll für den Körper. Bei nervösen Störungen in der Blutbildung, Erschöpfungs- und Reizzuständen sowie Stoffwechselstörungen kann er Großartiges bewirken. Aber auch bei entzündlichen Prozessen des Verdauungsapparates, bei Stuhlträgheit und bei Fäulnis- und Gärungsvorgängen im Darm kann der Leinsamen gezielt eingesetzt werden und außerordentlich positive Wirkungen erzielen.

TIPP!

Verwenden Sie Leinsamen stets frisch geschrotet!

Mandelmus

Mandelmus wird aus der geschälten und ungerösteten kalifornischen Süßmandel hergestellt. Es ist ein reines Naturprodukt, das keine Zusatzstoffe besitzt und sehr mineralstoffhaltig ist. Da Mandelmus keine Blausäure enthält, ist es auch als Nahrung für Babys und natürlich auch als diätetisches Nahrungsmittel wunderbar verwendbar. Mandelmus enthält hochwertiges Eiweiß mit allen notwendigen Aminosäuren. Es ist sehr eiweißhaltig (äußerst wertvoll für die vegane Ernährung) und enthält essenzielle hoch-ungesättigte Fettsäuren samt der Vitamine E, B1 und B2.

Des Weiteren enthält Mandelmus Spurenelemente und Mineralstoffe wie Kalium, Calcium, Magnesium, Fluor, Jod und die

TIPP!

CREME DE LUXE à la Budwig siehe Seite 180.

für die Blutbildung notwendigen Komplexe wie Eisen, Kupfer und Mangan. Mandelmus ist reine Energienahrung, die die tägliche Nahrung sehr bereichern kann.

Keime und Sprossen

Bei einer bewussten Ernährung spielen Keime und Sprossen eine sehr wichtige Rolle. Warum? Weil im Samen der eigentliche Keim des Lebens lagert. Wie in einer Vorratskammer lagern in ihm konzentrierte Energien, Nährstoffe und wertvolle Informationen. Der Same ist jederzeit dazu bereit, mit dem Wachstum zu beginnen. Wenn die äußeren Umstände wie Temperatur und Feuchtigkeit in optimalen Bedingungen übereinstimmen, dann beginnt sich das Wunder des Lebens zu entfalten. Doch was passiert bei der Keimung? Durch die chemischen Veränderungen, wo Stärken in Einfachzucker, Proteine in einfachere Aminosäuren, Fett in fettlösliche Fettsäuren und Vitamine umgewandelt werden und Enzyme entstehen oder sich um ein Vielfaches vermehren, entsteht Gehaltvolles, das nebenbei auch noch kalorienarm ist.

Die vollwertigen Proteine der Sprossen und Keimlinge sind sehr gut verdaulich und fördern die Zunahme der milchsäurebildenden Bakterien. Dadurch wird der Stoffwechsel unterstützt und ein gesundes Darmmilieu erschaffen.

Sprossen unterstützen durch ihre einmalige Energie die Zellen bei der Neubildung, ohne dabei Schadstoffe in den Organismus einzuschleusen.

Keime und Sprossen kann man roh ohne jegliche Vorbereitung zu sich nehmen. Sie halten sich im Kühlschrank über mehrere Tage und sind relativ kostengünstig. Natürlich können sie auch selbst gezogen werden. Auch das ist eine wundervolle Variante.

TIPP!

Nicht zu vergessen ist die außerordentliche Heilwirkung von Weizen- und Gerstengras zum Kauen oder zum Trinken als Saft.

XIV. Brei oder Müsli aus der altbewährten Öl-Eiweiß-Kost nach Dr. Budwig

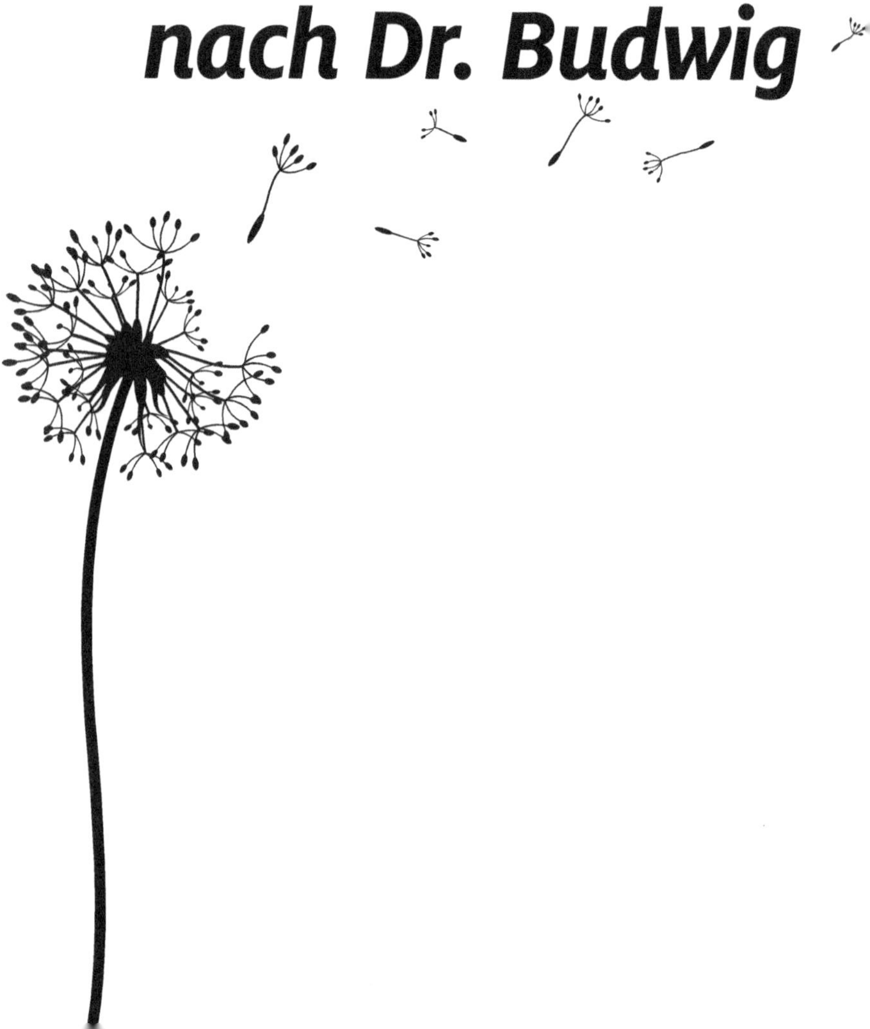

Budwig-Brei und -Müsli

Eine Portion, die ein Mensch täglich zu sich nehmen sollte, besteht aus circa 120 Gramm Magerquark (alternativ Hüttenkäse), der mit 30 Gramm Milch und 45 Gramm Leinöl gut vermischt wird. Ein Mixer ist hierbei ratsam, denn es muss solange gerührt werden, bis die Komponenten eine Verbindung eingegangen sind, wobei sich kein öliger Rand mehr abzeichnen soll. Diese Mischung kann mit Honig oder auf eine andere natürliche Art gesüßt, im Kühlschrank aufbewahrt und zwei bis dreimal über den Tag verteilt gegessen werden.

Oder dreimal täglich: 3 gehäufte Esslöffel Magerquark, 2 Esslöffel Leinöl, 2 bis 3 gestrichene Teelöffel Honig zu einem Brei vermischen, bis der Rand des Bechers ölfrei ist. Wenn man es als Ritual ansieht und dem Körper etwas Gutes tun will, soll man den Brei ein paar Minuten rühren.

Das „Budwig-Müsli" hat dieselbe Grundlage wie der Budwig-Brei. Ihm werden zusätzlich frische Früchte hinzugefügt.

Sehr bekannt geworden ist auch die „Öl-Eiweiß-Kost nach Budwig", die sich vor allem bei Krebserkrankungen als begleitende Ernährung sehr bewährt hat.

DIE „ZEITEN", ENERGIEN UND DAS BEWUSSTSEIN HABEN SICH GEÄNDERT

Ich wollte Ihnen die erfolgreichen Budwig-Erkenntnisse nicht vorenthalten. Für Veganer stellt sie jedoch eine unpassende Variante dar. Da sich die Tierhaltung in den letzten Jahren radikal verändert hat und von tierischen Produkten gänzlich abzuraten ist, gibt es inzwischen auch eine Alternative: Man mische das Leinöl mit Seidentofu und Honig. Zusätzlich kann noch Mandelmus hinzugegeben werden. Das Mandelmus macht die Seidentofu-Variante schmackhafter und kann je nach Belieben dosiert werden.

WARUM MAN DEN BUDWIG-BREI HEUTZUTAGE ETWAS UMWANDELN SOLLTE

Milch, auch wenn es sich um Biomilch handelt, stammt heute zu einem großen Teil von schwangeren Kühen, die bis kurz vor dem Kalben gemolken werden und deshalb sehr viel von dem Schwangerschaftshormon Progesteron in der Milch haben. Dieses Hormon konzentriert sich merkwürdigerweise in der Milch und weniger im Blut der Kühe. Zwar hat man auch, bevor Johanna Budwig ihre Diät entwickelte, schon trächtige Kühe gemolken. Aber heute wird fast die Hälfte der Kuhmilch vor dem Kalben gewonnen und deshalb sind die Milchprodukte, die wir heute kaufen können, nicht mehr für die Budwig-Diät geeignet. Wenn Sie auf Quark dennoch nicht verzichten möchten, dann versuchen Sie es einmal mit Bio-Ziegenquark oder Bio-Schafsquark.

„Ernährungsburner“ high class

JOHANNA BUDWIG AUF DER SPUR

Die Diplom-Chemikerin Johanna Budwig wurde vor allem durch ihre Öl-Eiweiß-Kost bekannt. Durch die sogenannte *Budwig-Diät hatte sie große Erfolge in der Krebstherapie.* Sie war ursprünglich als Diät für Hepatitispatienten gedacht. Unter bestimmten Voraussetzungen ist es durchaus empfehlenswert, eine Krebstherapie mit dieser glukose- und kohlenhydratarmen sowie Öl- und proteinreichen Ernährung zu unterstützen. Die Budwig-Diät verzichtet auf Fleisch, Fisch, konservierte Nahrungsmittel, Margarine, Butter, Nudeln, Zucker und Tiefkühlkost. Der bekannte Budwig-Brei kann in verschiedenen Varianten zubereitet werden (Hüttenkäse, Magerquark usw. als Grundlage). Auch „gesunde" Menschen schwören mittlerweile auf diesen beliebten „Vorsorge-Brei", der die Zellen geschmeidig hält und den Körper mit der wertvollen Linolensäure versorgt.

„Dr. Budwig entdeckte, dass bestimmte Fettsäuren, Aminosäuren und Sauerstoff für das Leben der Zelle essenziell sind. Später wurde auch deutlich, dass die meisten Organismen (auch der Mensch) ohne den Austausch von Elektronen nicht leben können."

Im französischen Raum ist der Brei als Crème-Budwig sehr bekannt geworden.

Wichtige Eigenschaften dieser Mahlzeit

1. hohe Energiezufuhr
2. Zufuhr von Fettsäuren und Eiweißmolekülen in einer sehr leicht verdaulichen Form, die für die Zellen des Organismus sehr wichtig sind.

Ursprüngliche Zusammensetzung: Magerquark oder Hüttenkäse, Milch, Honig, Leinöl kombiniert mit geschrotetem Leinsamen oder Früchten.

MILCH MAL ANDERS GESEHEN

Milch stammt heute auch oft von trächtigen Kühen. Diese Milch enthält eine große Menge an Schwangerschaftshormonen (Prostegoron) und bei der heutigen Tierhaltung empfiehlt es sich aus ethischen Gründen, auf eine gesündere Alternative umzusteigen. Nach vielen Versuchen bin ich auf das wunderbare Produkt *SOYANANDA* (Joghurt oder Sauerrahm der Firma

Soyana, www.soyana.ch) gestoßen, das auf pflanzlicher Basis hergestellt wird. Mit dem „Sauerrahm", der gesundheits-, menschheits-, umwelt-, klima- und zukunftsbewusst, tierliebend und gut verträglich ist, schmeckt der Budwig-Brei besonders gut.

CREME DE LUXE à la Budwig

Zusammensetzung:

100g Sauerrahmersatz (zum Beispiel der Firma Soyananda) alternativ Bio-Mager-Quark

2–3 EL Bio-Leinöl (beste Qualität)

2 TL Honig (alternativ Ahornsirup, Stevia)

1 TL Bio-Mandelmus

1 EL gemahlene Bio-Mandeln

Verrühren Sie die Zutaten so lange, bis eine homogene Masse entsteht und sich das Öl nicht mehr am Schüsselrand absetzt. Danach können Sie nach Belieben frische Früchte beifügen.

FÜR EINE EXTRA PORTION VITAMIN C

Wenn Sie frische Brennnesseln zur Verfügung haben, geben Sie alle Zutaten in einen Mixer und servieren Sie die Creme zum Beispiel mit frischen Bananen (mit püriert oder in Stücken).

Gesund und leck er: So kann der Tag voller Elan, Kraft und Energie beginnen. Dieses Frühstück enthält viele wichtige Nährstoffe. Sie werden es daran merken, dass Sie nicht gleich wieder Hunger verspüren, sondern einige Stunden ein richtiges Sättigungsgefühl haben. Gesünderes kann der Körper morgens nicht bekommen. Versuchen Sie es. Es ist nicht nur eine absolute Gesundheits-Bombe, sondern schmeckt auch hervorragend, was man von vielen gesunden Speisen nicht immer sagen kann.

XV.
Vegetarische Ernährung aus geistiger Sicht

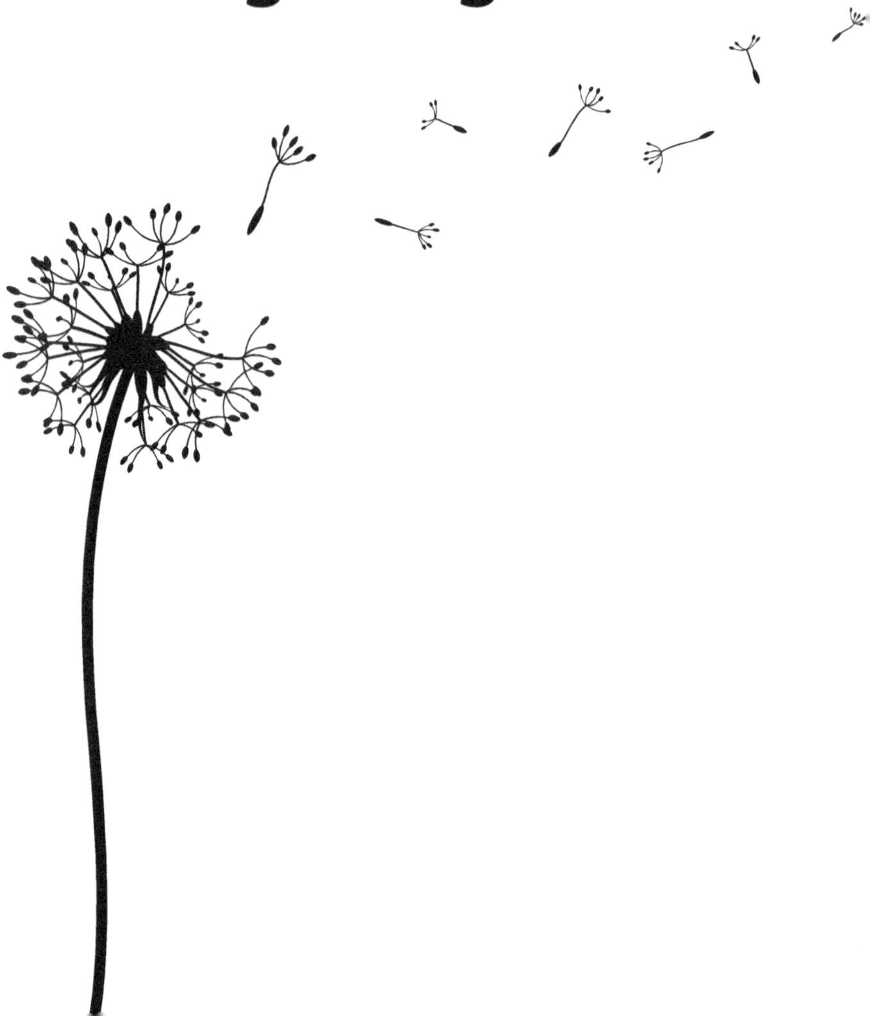

„Die Nahrung wurde für den Menschen geschaffen und nicht der Mensch für die Nahrung."

– Kirpal Singh

Bereits aus alten Überlieferungen des Hinduismus, die auch in der „Bhagavad Gita" eine Erwähnung finden, wird die Nahrung in drei Arten unterteilt. Die Ableitung stammt von den Begriffen der „sattva, raja- und tama"-Merkmale, die dem Menschen aufgrund seiner „gesamten Lebensweise" zugeordnet werden. Dies sind die Begriffe für: „Tätigkeit, Verhalten und Ernährung".

„Satvik": Das sind reine Speisen wie Milch, Käse, Butter, Hülsenfrüchte, Reis, Linsen, Getreide, Gemüse, Früchte und Nüsse. Satvik bringt Ausgeglichenheit und Heiterkeit mit sich.

Natürliche Ernährung → Natürliche Gesundheit → Natürliche Kräfte → Natürliche Stärke

„Rajsik": Das sind anregende Speisen wie Pfefferschoten, Saures und Bitteres, Pikantes, Gewürze et cetera.

„Tamsik": Das sind abstumpfende, nicht ganz einwandfreie Speisen, wie Fleisch (Fisch, Geflügel), Eier, Knoblauch, Wein, Spirituosen usw.

Im alten Indien war Milch auf die Fürstenklasse beschränkt. Die wohlhabenden Menschen tranken die Milch der Kuh aber nur in solchen Mengen, dass das Kalb noch gut versorgt war und satt werden konnte. In der heutigen Zeit der Melkmaschinen und Ausbeutung der Tiere wird der Verzehr von Milchprodukten infrage gestellt.

Aus geistiger Sicht sollten die „reinen Speisen" den anderen vorgezogen werden, da die unverträglichen Speisen unser Bewusstsein untergraben und uns nicht nur kraftlos und krank, sondern auch lethargisch, müde und teilnahmslos machen. Sie stumpfen uns ab und verwehren uns ein tiefgründiges Leben. Eine einfache Kost ist nahrhaft und bekömmlich und fördert die spirituelle Entwicklung. Kulinarische Leckerbissen dagegen begrenzen unser Leben in jeder Hinsicht, auch wenn manche es nicht bemerken und sich keinen Moment damit auseinandersetzen.

„Viel Freiheit liegt im Verzicht."

– Peter Rudl, Aphoristiker

XVI.
Übergewicht

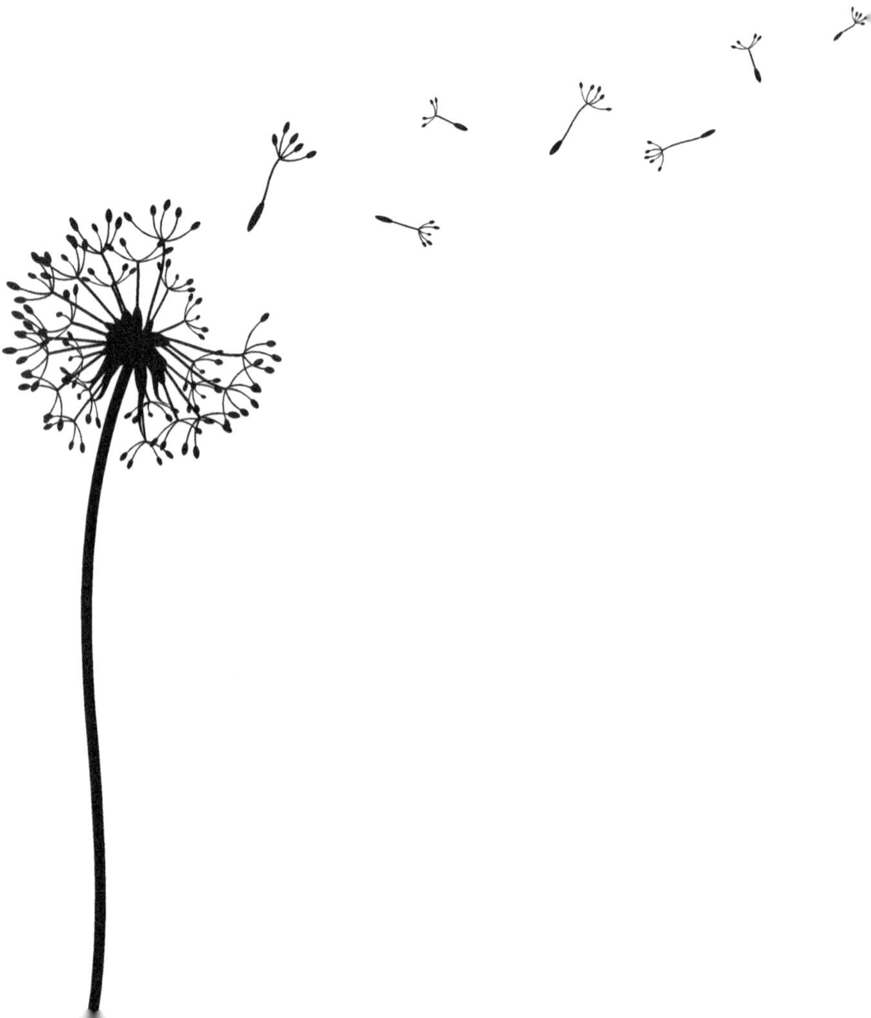

Viele Menschen haben den Wunsch abzunehmen. Bevor der Mensch aber diese Idee haben kann, muss er sich ja irgendwie die Kilos angesammelt haben. Natürlich spielt hier die Ernährung eine große Rolle. Wer aber glaubt, dass alle Übergewichtigen unkontrolliert Essen in sich hineinstopfen, der liegt falsch. Immer mehr Menschen leiden unter Stoffwechselstörungen und haben Krankheiten, die sie oft daran hindern, unerwünschtes Körpergewicht abzubauen. Auch wenn man es von außen nicht sieht, es gibt sehr viele körperliche Disharmonien, die die Pfunde einfach nicht schmelzen lassen. Doch irgendwie ist man ja auch schließlich krank geworden und spielt hier nicht auch wieder die Ernährung eine große Rolle? Das mag gut sein. Auch seelischer Ballast verhindert das Abnehmen und dieser Kummer hüllt den Betroffenen in einen Schutzpanzer ein, den er sich zugelegt hat, wenn auch oft unbewusst.

WER LASTEN MIT SICH SPAZIEREN TRÄGT

Der eine trägt die Last auf den Schultern, der andere hat sie gleichmäßig auf den ganzen Körper verteilt. Eine Diät kann hier nicht unbedingt viel ausrichten und die Ursachenfindung ist auch nicht die Lösung. Hier bedarf es eines Bewusstseinswandels, damit etwas geschieht. Das Abnehmen-wollen reicht nicht aus, denn gerade diese Absicht setzt einen unter Druck und man erreicht das Gegenteil. Dieser Druck macht wütend und zornig, weil das gewünschte Ergebnis nicht eintritt. Je krampfhafter man will, umso weniger wird sich etwas zum Positiven bewegen. Wer es mit gesunder Ernährung und viel Sport immer noch nicht schafft, sein Gewicht zu reduzieren, der sollte das seelische Gleichgewicht unbedingt mit einbeziehen, denn Abnehmen ist keine reine Körpersache.

Zufriedenheit und innere Harmonie, Ausgeglichenheit, Gelassenheit und Freude sind die besten Mittel gegen Übergewicht.

Doch das menschliche Gehirn tickt anders. Nur allzu gerne will es an Diät-Lügen glauben, weil alleine die Aussicht auf diese Versprechung glücklich macht. Zu glauben, dass man abnehmen wird, versetzt einen in Freude. Man kann etwas gegen das unerwünschte Gewicht tun, damit vielleicht sogar sein ganzes Leben neu ausrichten. Diese leeren Versprechungen werden unbewusst zwar als „falsch" eingestuft, doch man will an das glauben, was einem zumindest im Moment guttut. Diese Erfolgsversprechen bauen auf und lenken ab. Letztlich machen sie uns glauben, dass sich etwas ändern würde. Allein schon, wenn wir weniger Kilos mit uns herumschleppen. Doch würde sich wirklich etwas ändern? Übergewicht steht für Unzufriedenheit und zeigt an, dass irgendetwas nicht in Ordnung ist. Warum sollte sich dann mit ein paar Kilos weniger plötzlich Zufriedenheit einstellen? Natürlich würde man sich wohler fühlen, doch dieses Gefühl wäre nicht von langer Dauer. Auch wenn das Fett schwindet, die Unzufriedenheit bleibt. Es ist also wirklich ein innerer Prozess, der in Gang gesetzt werden muss, damit sich auch im Außen Veränderung einstellen kann.

Kartoffeln, nicht nur zum Essen

Nun gut, seelische Verletzungen tragen wir ja alle mit uns herum und was nutzt uns dieses Wissen, wenn die Kilos trotzdem bleiben? Es gibt jeden Tag Dinge, über die wir uns ärgern, die uns beschäftigen, die wir nicht akzeptieren, über die wir nachdenken, mit denen wir hadern. Machen Sie einmal Folgendes: Kaufen Sie sich ein paar Kilo Kartoffeln. Jedes Mal, wenn Sie etwas belastet, egal was es ist, dann nehmen Sie eine Kartoffel und schreiben mit einem dicken Stift Ihr Problem in Stichworten drauf. Zum Beispiel: Ärger, Kummer, Traurigkeit, Hilflosigkeit, Angst, Unverständnis, Zorn, Wut, Aggression und so weiter. Wählen Sie die Kartoffel auch nach ihrer Größe aus. Je schwerwiegender Sie die Unstimmigkeit oder das Problem empfinden, umso größer wird auch die Kartoffel sein, die sie auswählen. Denken Sie nur ganz kurz mit Missmut an jemanden oder ärgern Sie sich über eine Kleinigkeit, dann darf es auch die kleinste Kartoffel sein. Wenn Sie die Kartoffeln eines Tages eingesammelt haben, dann tun Sie diese in einen Sack und nehmen ihn beim nächsten Einkaufen, Spazierengehen, Mülleimer-ausleeren mit. So sammeln Sie einige Tage lang, bis Sie das Gewicht der Kartoffeln nicht mehr tragen können. Was denken Sie, wie lange wird das dauern?

Am besten, Sie nehmen die Kartoffeln des ersten Tages am nächsten Tag schon mal zum Spaziergang mit. Machen Sie sich während des Gehens bewusst, wie viel Ballast Sie mit sich herumschleppen. Seien Sie sich wirklich gewahr, dass Körperfett auch immer etwas mit Kummer zu tun hat (außer es liegt ein schweres körperliches Problem vor, was aber wiederum nur Ausdruck Ihrer Seele ist). Machen Sie das so lange, bis Sie die Kartoffeln nicht mehr tragen können, um sich selbst auch wirklich gewahr zu sein, was Sie sich da täglich antun. Es gibt viele Kleinigkeiten, die einen auf die Palme bringen, doch können Sie nicht ewig auf der Palme sitzen bleiben. Nehmen Sie es locker und lassen Sie sich nicht auf alles emotional ein. Lassen Sie die

Dinge ruhig einmal so sein und reagieren Sie nicht. Sie werden sehen, dass gar nichts passiert. Wie auch immer Sie reagieren, es ändert nichts an der Situation. Und wenn Sie sich enttäuscht fühlen, dann bleiben Sie nicht in diesem Gefühl stecken, sondern erkennen Sie, dass Sie eine wunderbare Erfahrung machen durften, nämlich, sich für das nächste Mal zu merken, keine Erwartungen mehr zu haben, das Leben so anzunehmen, wie es ist. Und es nicht immer anders zu wollen, als es tatsächlich ist.

Wenn Sie alle Kartoffeln, die Sie nun getragen haben, auch noch essen, dann haben Sie schon einmal die Grundlage zur Gewichtsreduktion und zusätzlich auch noch für basische Ernährung. Scherz beiseite! Die Kartoffelgeschichte nur nett zu finden, reicht nicht aus. Erleben Sie sie!

Mir ist einmal eine Frau begegnet, die war etwas füllig und strahlte über das ganze Gesicht. Ihr Gewicht fiel gar nicht auf. Denn sie hatte ein so wunderbares Lachen, dass man ihre Statur gar nicht bemerkte. Als wir uns eine Zeitlang unterhielten, kamen wir wegen eines Gesprächs über eine gemeinsame Bekannte auf das Thema Körpergewicht zu sprechen. Sie reagierte komplett unbefangen, so als ob dieses Thema nicht das Geringste mit ihr zu tun hätte und sagte: „Ach, wissen Sie. Es gibt Menschen, die leben in ganz kleinen 2-Zimmer-Wohnungen und haben kaum Platz. Mein Körper ist wie eine 6-Zimmer-Wohnung. Hier habe ich Platz, kann mich ausdehnen, bekomme Luft, kann mich bewegen und fühle mich rundum wohl. Ich liebe dieses Haus und möchte nicht mit einer kleineren Wohnung tauschen. Ich möchte keines der Zimmer missen."

Wussten Sie, dass weltweit circa 1,6 Mrd. Menschen an Übergewicht oder Fettleibigkeit leiden?

Der Body-Mass-Index (BMI)

Um sich hinsichtlich Übergewicht zu informieren, finden Sie im Internet Tabellen und direkte Berechnungsmöglichkeiten. Das Ergebnis sollte aber nicht überbewertet werden. Aufgrund des Verhältnisses zwischen Körpergröße und Gewicht ergibt sich der BMI. Das Körpergewicht wird durch das Quadrat der Körpergröße geteilt. Es spielt keine Rolle, ob das Gewicht aus Muskeln oder Fett besteht. Auch bei Menschen, die Krafttraining machen, ist der BMI erhöht. Wichtiger aber als die Menge des Fetts ist seine Verteilung, denn das Fett an den Hüften ist nicht so gefährlich wie zum Beispiel das am Bauch.

Das Essen ist kein Gegner oder Feind, Essen ist etwas Lebenserhaltendes. Wir aber leben, um zu essen, anstatt zu essen, um zu leben. Natürlich kann man ein frisches Essen genießen, jedoch sollte es so unverfälscht und naturbelassen wie möglich sein. Wie der Name „Lebens-Mittel" schon sagt: Lebendige Nahrung, die frisch geerntet oder gepflückt ist, ist die beste Medizin. Als Nahrungsmittel oder Sterbemittel bezeichnet man Essbares aus Dosen, lange Haltbares, mit allerlei Zusatzstoffen.

Tipps zur Gewichtsreduktion

ZUBEREITUNG UND ERNÄHRUNG

- Wählen Sie gesunde Lebens-Mittel. Sie sollten frisch, regional und unbehandelt sein.
- Verzichten Sie auf leblose Nahrung aus Dosen, Tiefkühlprodukte, lange haltbar gemachte Esswaren.

- Essen Sie abwechslungsreich und ausgewogen.
- Essen Sie zu jeder Mahlzeit Gemüse.
- Achten Sie auf fettarme Zubereitung der Speisen (nur kalt gepresste Öle verwenden).
- Nehmen Sie möglichst viel Rohkost zu sich (langsam beginnen und steigern, damit sich der Körper umstellt).
- Trinken Sie so viel Wasser wie möglich (wenn es geht, basisch).
- Trinken Sie nie ZUM Essen, um das Essen hinunterzuspülen (stattdessen vorher und nachher trinken).
- Trinken Sie ungesüßten Tee (am besten Kräutertee – Schwarztee und Früchtetee in geringeren Mengen) oder Wasser.
- Essen und trinken Sie zuckerfrei! (auf Stevia oder auf pflanzliche Süße wie Ahornsirup usw. ausweichen).
- Essen Sie salzarm und salzen Sie nur sehr gering mit hochwertigem Himalayasalz oder Ursalz aus der Region.
- Würzen Sie mit vielen frischen Kräutern.
- Genießen Sie Ihre Lebens-Mittel mit allen Sinnen (Schon die Zubereitung kann Freude bereiten).

Für diejenigen, die nicht nur abnehmen, sondern dies auch wirklich sehr gesund und bewusst tun wollen und über ein gutes Durchhaltevermögen verfügen, gelten folgende zusätzliche **TIPPS** (Richten Sie sich nur danach, wenn es Ihnen wirklich Freude bereitet. Es sollte kein Zwang oder Muss sein und auf gar keinen Fall Verzicht bedeuten):

- eine Mahlzeit durch Früchte ersetzen
- keine Milch und Milchprodukte

- kein Fleisch, Wurstwaren und Eier
- keinen Alkohol
- keinen Kaffee

ESSVERHALTEN

- Essen Sie nicht öfters als dreimal am Tag und verzichten Sie auf Zwischenmahlzeiten, auch wenn sie gesund sind. Zwischen den Mahlzeiten sollten immer mindestens vier Stunden liegen.
- Essen Sie nicht nebenbei (fernsehen und lesen können Sie danach).
- Essen Sie im Sitzen und in Ruhe.
- Essen Sie nicht aus Langeweile oder Kummer.

Sie sollten Ihre „Diät" beenden, wenn ...

1. Ihr Gesicht so schmal ist, dass Sie mit beiden Augen durch ein Schlüsselloch schauen können.
2. Sie beim Drachensteigen höher als Ihr Drache ansteigen.
3. Sie beim Einatmen die Bodenhaftung verlieren.
4. Sie beim Essen vom Sessel kippen, weil Sie mit dem Löffel Übergewicht nach vorn bekommen.
5. Sie mit beiden Füßen in einen Schuh passen.
6. Sie der Arzt zum Röntgen vor eine Glühbirne stellen will.
7. Ihr Partner überhaupt nicht bemerkt, wenn Sie ihm beim Tanzen auf die Füße treten.
8. Sie Ihren Klavierunterricht beenden müssen, weil Ihre Finger zwischen den Tasten stecken bleiben.

9. Sie sich beim Duschen dauernd hin- und her bewegen müssen, um nass zu werden
10. Sie einen Strohhalm mit Ihrer Hand von innen sauber machen können.
11. Sie sich beim Staubsaugen anschnallen müssen.
12. Ihr Haustier gar nicht spürt, wenn es gestreichelt wird.
13. Sie beim Niesen abheben.
14. Sie keinen Schatten mehr werfen.
15. Sie nach einem Schluck Wasser mehr wiegen als zuvor.
16. Sie an windigen Tagen im Zimmer bei gekipptem Fenster nicht mehr von der Stelle kommen.
17. Sie gefragt werden, warum Sie ein Skelett auf Ihre Haut gezeichnet haben.

(Quelle unbekannt, abgeändert und ergänzt)

Essgewohnheiten

Eine Mahlzeit ist für den Menschen zu einer Notwendigkeit geworden, die schnell gehen muss. Zwischendurch mal eine Kleinigkeit hier und einen Snack da, doch wären geregelte Essenszeiten, bei denen man auch ausreichend Zeit zur Verfügung hat, sehr wichtig für den Körper. Hier folgen einige Tipps, wie Sie Ihre Essgewohnheiten verbessern können:

Im Allgemeinen:

- Genießen Sie das Essen, ohne Ablenkungen wie reden, lesen, fernsehen usw.

- Machen Sie die Mahlzeit zur Entspannungs-Pause, indem Sie diese mit allen Sinnen erfassen.
- Planen und überlegen Sie nach dem Essen, was noch zu tun ist. Die „Mahl-Zeit" ist etwas Einmaliges und sollte direkt und unmittelbar erlebt werden.
- Langsames Kauen ist wichtig, um die Nahrung einzuspeicheln. Dabei mitzuzählen und jeden Bissen dreißigmal zu kauen, kann nerven. Gehen Sie es gemütlich an und reduzieren Sie die Essgeschwindigkeit einfach, denn hastiges Hinunterschlingen bedeutet Stress für den Magen.
- Trinken Sie immer nur vor oder nach dem Essen und spülen Sie nie das Essen mit Flüssigkeit runter. Denn das ist nicht nur ungesund, es reduziert auch den Wert von Speisen. Das Runterspülen bedeutet Hast und Eile und der Nahrung wird hier nicht wirklich Aufmerksamkeit geschenkt. Außerdem „löscht" es das „Verdauungsfeuer".
- Mit allen Sinnen essen: Sehen, riechen, schmecken ... Wer bewusst lebt, wird sich automatisch immer gesünder ernähren und ausreichend „lebendige Lebensmittel" (Obst, Gemüse usw.) auf dem Teller haben
- Tiefkühlkost, Fertigprodukte und tote Nahrungsmittel mit vielen „E"s und Zusatzstoffen sind für den Körper Fremdkörper. Er kann nichts mit dieser Information anfangen und lagert diese Stoffe ein. Nach Jahren treten Ablagerungen auf. Arthritis, Arthrose und Gicht können die Folge sein.
- Machen Sie die Mahlzeit zur Meditation.
- Optimal sind drei Mahlzeiten am Tag (keine Zwischenmahlzeiten).
- Ein Fruchtsaft gilt als Mahlzeit!

- Trinken Sie vor dem Essen ein Glas Wasser, um den Magen zu füllen. So haben Sie weniger Heißhunger und essen nicht so viel.
- Ein Ammenmärchen: Vor dem Essen den Saft einer halben Zitrone trinken oder Wasser mit Zitrone, um Fett zu verbrennen. Das hilft nicht wirklich. Vitamin C hilft zwar auch mit Fett zu verbrennen, jedoch nicht isoliert und nicht allein.
- Nach dem Aufstehen morgens einen EL Leinsamen und einen EL Weizenkleie in einem Glas warmem Wasser trinken. Das regt die Verdauung an.
- Viele Diäten empfehlen mehrere Zwischen-Mahlzeiten am Tag. Dies ist ebenfalls ein Trugschluss. Wenn man das „Richtige" isst, muss man nicht alle zwei Stunden etwas essen. Heißhunger gibt es nur nach „falscher" bzw. ungeeigneter Nahrungsaufnahme. Zwischen den Mahlzeiten sollten mindestens vier Stunden liegen. Erst wenn ein Essen verdaut ist, sollte wieder gegessen werden. Der Verdauungsvorgang muss ja nicht rund um die Uhr laufen. *Es empfiehlt sich sehr, den Darm zur Ruhe kommen zu lassen, anstatt ihn ständig mit etwas vollzustopfen, was der Körper oft nicht zuordnen kann.*
- Diäten machen niemanden schlank. Vielleicht ist es eine Art Beschäftigungstherapie, die manche Menschen recht angenehm finden. Essen Sie für ein paar Wochen keine tierischen Produkte und Sie werden sehen, wie die Pfunde purzeln. Vegane Ernährung ist besser, gesünder und effektiver als jede Diät. Wer keine tierischen Produkte zu sich nimmt, kann nicht unter Übergewicht leiden. Es ist eher so, dass man bei ganz normaler und ausgewogener Ernährung, die rundum satt macht, an Kilos verliert.

XVII.
Wie gefährlich ist Essen für unsere Gesundheit?

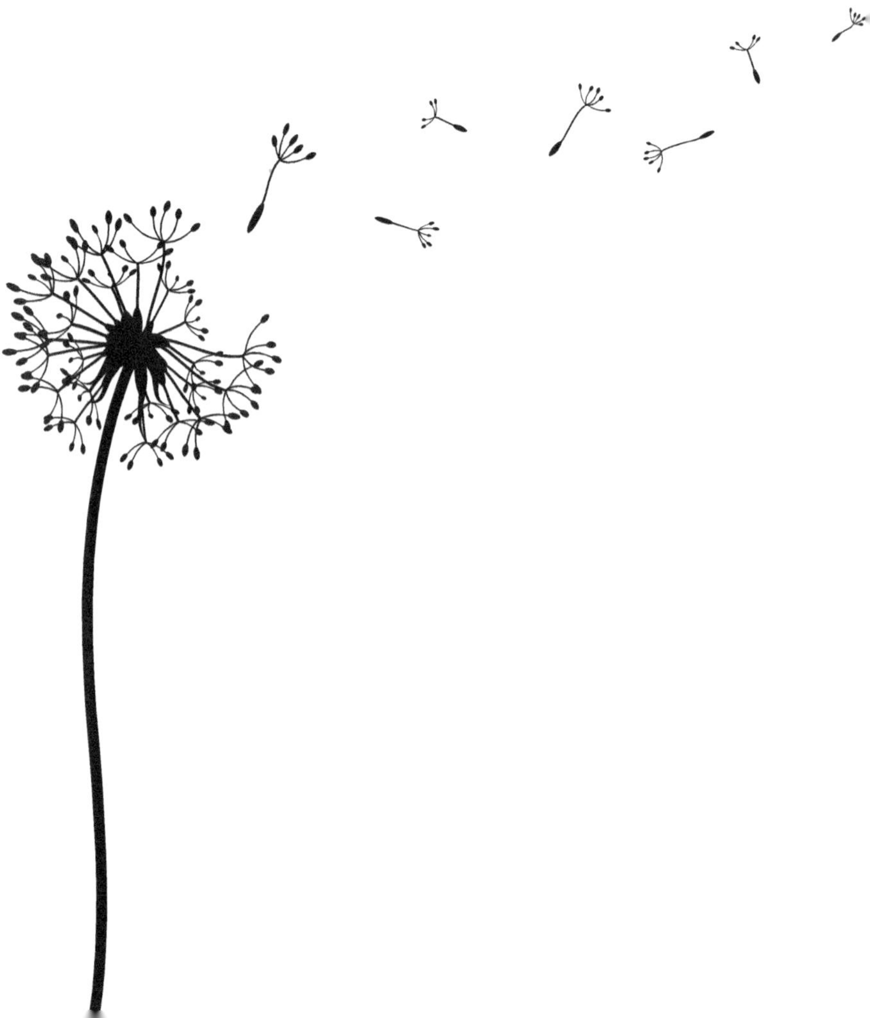

Der Körper scheint ein ausgeklügeltes und intelligentes Überlebensprogramm entwickelt zu haben. Der Körper ist nicht nur Belastungen ausgeliefert, er ist komplett überfordert. Ein Wunder, dass er unter diesen Umständen so robust und kaum „umzubringen" ist. Er hat sich gegen vieles zu schützen und zu wehren. Einige Aspekte sind:

- Umwelteinflüsse und Schadstoffe
- Konservierungs- und Zusatzmittel in der Nahrung
- Tierische Nahrungsmittel
- Gesättigte Fettsäuren
- Zucker und Salz
- Strahlenbelastungen
- Bodenreizzonen und Elektrosmog
- Wohngifte und Schimmel
- Abgase aus Straßenverkehr und Industrie
- Gifte im Trinkwasser
- Pollenflug mit Schwermetallbelastung
- Pestizide
- Familiäre, berufliche oder private Stress-Situationen
- Gedankenkräfte
- Emotionale Belastungen
- und vieles mehr

UNSER KÖRPER LEISTET GROSSARTIGES

Wir sind ständig einer Flut von Mikroben, Pilzen, Viren und Giften ausgesetzt. Deshalb sind wir auf ein gut funktionierendes Immunsystem bzw. Abwehrsystem unseres Körpers angewiesen. Ohne dieses wären wir nicht überlebensfähig. Nicht nur durch Nahrung, sondern über die Atmung und Hautberührung

„konsumieren" wir täglich unzählige krebserregende Substanzen. Diese „Dosierungen" sind kaum messbar, aber die Summierung kleinerer Giftstoffmengen, die innerhalb von Jahren unser Immunsystem und unseren Organismus belasten, beeinträchtigen uns und können schwere Schäden erzeugen. Wir brauchen uns also nicht zu wundern, wenn viele Erwachsene und auch Kinder an Allergien und Asthma erkranken, um nur zwei Bereiche an Symptomen zu erwähnen.

Die Belastung von außen sind insbesondere toxische Mineralstoffe, wie zum Beispiel Blei. Dieses schädigt das Immunsystem und greift Knochen und Gelenke an. Quecksilber und Aluminium können die Zellmembrane der Immunzellen und das Gehirn belasten. Cadmium kann insbesondere die Leber und die Nieren angreifen. Ebenso ernst zu nehmende Gefahren für das Immunsystem sind folgende: Fäulnisstoffe, die im Körper durch die bakterielle Zersetzung von schlecht verdautem Eiweiß oder aber auch Gärungsgifte, die durch bakterielle Gärung von Kohlenhydraten entstehen. Sobald das Immunsystem Schwächen zeigt, können Bakterien mit ihren Giften in die Blutbahn gelangen und chronische Entzündungen hervorrufen. Diese führen zu körperlichen Belastungen, ohne dabei sofort erkannt zu werden.

„DER DARM IST DER GEGENPOL ZUM HIRN"

Falls Sie jetzt gedacht haben, dass dies ein eigenwilliger Satz ist, muss ich Ihnen recht geben. Vielleicht würden Sie sagen, es ist das Herz. Ärzte, Gesundheitsberater oder Naturheilpraktiker, die sich mit Ihrer Gesundheit auseinandersetzen, würden aber auch den Darm befürworten. Übergewicht, Diabetes mellitus Typ 2, Allergien, Bluthochdruck, Rheuma und schwere Verdauungsbeschwerden sind bei vielen Menschen zur täglichen Belastung geworden. Wer kennt ihn nicht, den berühmten Satz „Der Tod sitzt im Darm“ oder „Verstopfung ist wohl eines der größten Übel“? Verstopfung (Obstipation) ist längst zur Volkskrankheit geworden. *Man versucht, die Verstopfung in den Griff zu bekommen, anstatt die Ernährung umzustellen oder den Darm zu pflegen.* Dieses Verhalten ist recht eigenwillig, scheint aber auch eine Volkskrankheit zu sein. Wir versuchen lieber die Wirkung zu vernichten, anstatt der Ursache auf den Grund zu gehen, um sie dann zu ändern.

Wenn eine Verstopfung anhält und chronisch wird, dient sie meist einer Krankheit als Ursache. Eine chronische Verstopfung kann sogar zu Organschädigungen führen. Sie ist also nicht nur ein lästiges Übel, an dem man sich täglich quält. Eine chronische Störung der Darmflora beeinträchtigt die örtliche Abwehr von Darminfektionen. Das gesamte Immunsystem wird hiermit tangiert und somit auch das gesamte körpereigene Abwehrsystem geschwächt. Wir alle sind etwas „reparaturbedürftig“. Der eine mehr, der andere weniger. Deshalb sollten wir rechtzeitig damit beginnen, unserem Körper genügend und lebhafte Energien zu liefern. In der Natur sind diese wichtigen Substanzen zur Genüge vorhanden – im Apfel, in Früchten, im Gemüse, in Keimlingen und Sprossen, Nüssen und Samen et cetera. Dazu noch genügend Bewegung an der frischen Luft – und der Körper kann endlich wieder durchatmen, auftanken und regenerieren.

Nehmen wir uns also ausreichend Zeit für unseren Körper. Wir haben nur den einen! Unser Wohlbefinden ist das Wesentliche, alles andere ist zweitrangig. Gesundheit bedeutet nicht, keine Schmerzen zu haben, sondern Einsatzfreudigkeit, Tatkraft, Lebensfreude, Begeisterung, Belastungsfähigkeit, Ausgeglichenheit, Herzlichkeit und tiefe Zufriedenheit zu erfahren. Das Leben ist

Wusstell Sie …?

… dass Obst und Gemüse aus nicht kontrollierter biologischer Anbauweise mittlerweile so viel Schadstoffe enthält, dass sein Verzehr ein eindeutiges Gesundheitsrisiko darstellt?

eine Kunst, die man sich aneignen kann, ohne sie lernen zu müssen.

Die Nahrungsmittel sollen dem Körper die Kraft geben, sich zu seinem Geist hin zu entwickeln und seine Erfahrungen zu sammeln, um zu seinem Schöpfer-Dasein zurückzukehren. Die Menschen leben aber meist, um zu essen – bewusstes Leben aber ist essen, um zu leben. Nicht um zu überleben, sondern um Leben zu ermöglichen. Um das Leben zu ermöglichen, das nur das eine Ziel und den einen Grund verfolgt: sich als das zu erfahren, was wir wirklich sind. Ja, der Mensch hat einen Körper, doch er ist nicht der Körper. In erster Linie ist er Energie. Alles ist Energie und alles schwingt. Aus dieser Energie heraus formt sich ein Körper. Also ist es in erster Linie wichtig, zu erkennen, was wir wirklich sind.

XVIII. **Zusammengefasst:** *Das 5-Säulen-Prinzip – Ihre gesunde Wahl*

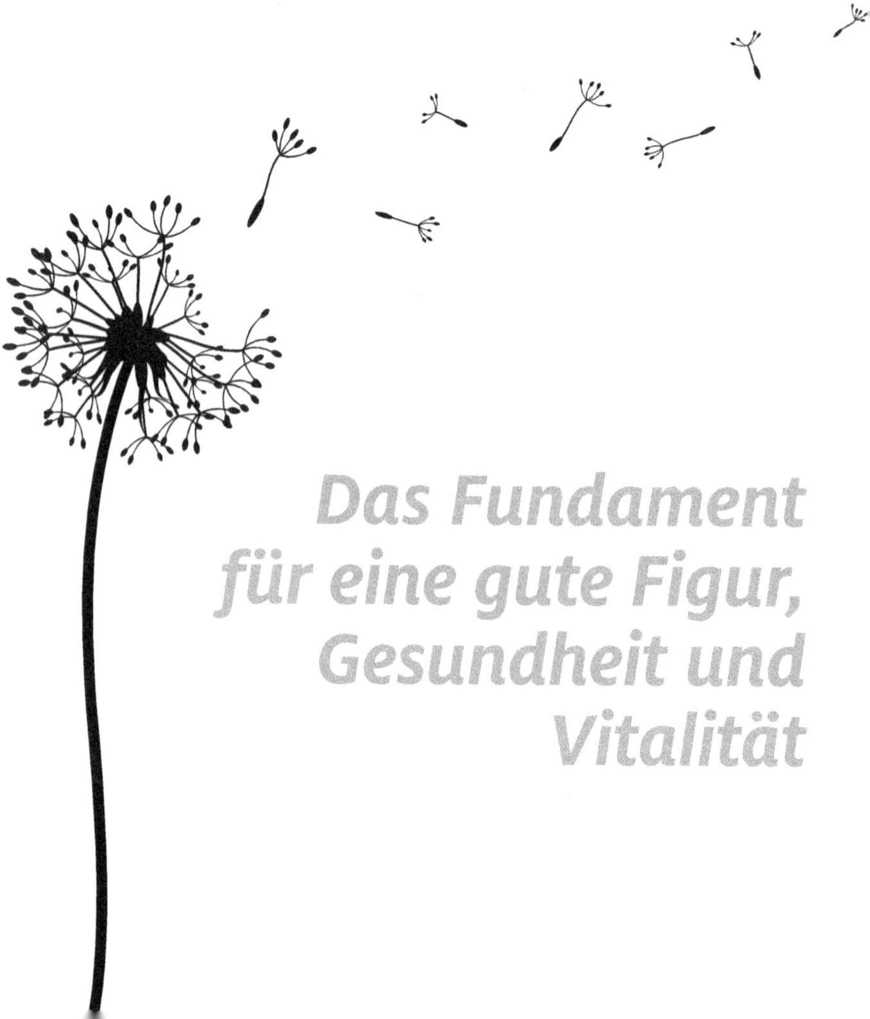

Das Fundament für eine gute Figur, Gesundheit und Vitalität

Das *5-Säulen-Prinzip* basiert auf einem jahrelang erprobten Erfahrungswert und beinhaltet fünf materielle Säulenkombinationen wie *Apfel und Vitamin C, Verdauung und Darmpflege, Wasser und Übersäuerung, Leinöl und gesättigte Fettsäuren sowie Spirulina und Grünes.* Dieses Prinzip ermöglicht es Ihnen, nicht nur schlank zu werden, sondern es auch zu bleiben. Wenn alle Diäten versagen und man Zweifel hegt, jemals an Gewicht zu verlieren, dann haben Sie mit diesem Prinzip eine Richtlinie gefunden. Es wird funktionieren, wenn Sie diese Richtlinien auch wirklich umsetzen. *Und viel mehr als ein eiserner Wille zählt das innere Bedürfnis, sich neu auszurichten. Dies bedeutet, dass NUR eine „schlanke", feinere und sensiblere Ausrichtung ein Wohlfühlgewicht herstellen wird.*

„Wie im Innen so im Außen". Wer „grobe" und schwere Nahrung zu sich nimmt, der wird auch nicht schlank und dauerhaft gesund sein können. Wenn Sie ein Fitnessgerät haben, das bis zu 150 Kilogramm Belastung standhält und Sie sich mit 160 Kilogramm daraufsetzen, dann wird es irgendwann unter der Last zusammenbrechen. Und dies wird auch eines Tages Ihr Körper tun. Wer im Denken, im Fühlen, in seinen Taten und in seiner Ernährung „leicht" ist und mit Leichtigkeit durch das Leben geht, wird andere Wirkungen erfahren als der, der kopf- und gefühllos durch die Gegend trampelt. Wer weiterhin an seinem großen Steak mit Pommes, an seinen Torten und übermäßigem Milchproduktkonsum festhalten will, der wird auch weiterhin überflüssige Pfunde mit sich spazieren tragen. Das 5-Säulen-Prinzip sagt Ihnen nicht, was Sie tun sollen oder müssen. Es wird Ihnen lediglich aufgezeigt, was für Ihren Körper und somit auch für Ihr Wunschgewicht optimal ist. Entscheiden Sie selbst, wie bewusst Sie Ihr Leben zukünftig gestalten wollen.

Die Basis des 5-Säulen-Prinzips ist ein wacher Geist, denn nur wer von seiner Mitte heraus lebt, wird sich auch der Wichtigkeit einer lebensnahen und „artgerechten" Ernährung bewusst sein. Wenn der Zeitpunkt gekommen ist, hält man kurz inne und nimmt sich die Zeit, den natürlichen Hinweisen des Lebens zu folgen. Es ist also nicht unbedingt ein Wollen, sondern vielmehr ein Drang, dem man nachgibt, weil man plötzlich fühlt, was einem guttut. Vielleicht spürt man aber auch einfach nur, dass es so nicht weitergehen kann, *weil der Körper streikt, das Spiegelbild fahl, zerknittert und unansehnlich ist; die Verdauung so gut wie nicht oder nur schlecht funktioniert, die Haut an Elastizität und Ansehnlichkeit verloren hat; Schwäche, Energie und Kraftlosigkeit vorherrschen; körperliche Störungen, Gebrechen oder Wehwehchen auftauchen oder einem das jahrelange Übergewicht wortwörtlich „zum Halse raushängt".*

Nur wer hinhört, wird auf das innere Verlangen stoßen und sich eine natürlichere und körpergerechtere Nahrung und Lebensweise wünschen. Die Ursprünglichkeit ist also auch bei der Ernährung abhanden gekommen, wobei die Hektik und der Alltagsstress ein ausschlaggebender Faktor sind, um sich dann schnell einmal der Bequemlichkeit und Trägheit hinzugeben. Ein beweglicher Mensch braucht einen beweglichen Geist, einen beweglichen Körper und eine bewegliche Verdauung. Beginnen wir mit dem Nahrungsmittel, das auf Bäumen wächst und dem man nachsagt, dass der tägliche Verzehr von nur einem Stück sogar den Doktor fernhalten soll.